Se acabaron
los infartos

ANDREAS MORITZ

Se acabaron los infartos

*Haz las paces con tu corazón
y cúrate a ti mismo*

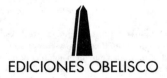

EDICIONES OBELISCO

Si este libro le ha interesado y desea que le mantengamos informado
de nuestras publicaciones, escríbanos indicándonos qué temas son de su interés
(Astrología, Autoayuda, Ciencias Ocultas, Artes Marciales, Naturismo, Espiritualidad,
Tradición...) y gustosamente le complaceremos.

*Los editores no han comprobado la eficacia ni el resultado de las recetas, productos, fórmulas técnicas,
ejercicios o similares contenidos en este libro. Instan a los lectores a consultar al médico o especialista de
la salud ante cualquier duda que surja. No asumen, por lo tanto, responsabilidad alguna en cuanto a su
utilización ni realizan asesoramiento al respecto.*

Puede consultar nuestro catálogo en www.edicionesobelisco.com.

Colección Salud y vida natural
SE ACABARON LOS INFARTOS
Andreas Moritz

1.ª edición: marzo de 2013

Título original: *Heart Disease No More!*

Traducción: *Joana Delgado*
Maquetación: *Marga Benavides*
Corrección: *M.ª Ángeles Olivera*
Diseño de cubierta: *Enrique Iborra*

© 2006 Andreas Moritz
(Reservados todos los derechos)
© 2013, Ediciones Obelisco, S. L.
(Reservados los derechos para la presente edición)

Edita: Ediciones Obelisco, S. L.
Pere IV, 78 (Edif. Pedro IV) 3.ª planta, 5.ª puerta
08005 Barcelona - España
Tel. 93 309 85 25 - Fax 93 309 85 23
E-mail: info@edicionesobelisco.com

Paracas, 59 - Buenos Aires
C1275AFA República Argentina
Tel. (541 - 14) 305 06 33
Fax: (541 - 14) 304 78 20

ISBN: 978-84-9777-929-6
Depósito Legal: B-1.689-2013

Printed in Spain

Impreso en España en los talleres gráficos de Romanyà/Valls S. A.
Verdaguer, 1 - 08786 Capellades (Barcelona)

Razones legales

El autor de este libro, Andreas Moritz, no pretendía defender el uso de ningún tratamiento médico determinado, pero consideraba que los datos, las cifras y las informaciones contenidos en este libro deberían estar a disposición de cualquier persona preocupada por mejorar su estado de salud. Si bien el autor ha tratado de transmitir una profunda comprensión de los temas planteados y de verificar la exactitud e integridad de la información derivada de cualquier otra fuente ajena a su persona, el editor declina cualquier responsabilidad derivada de los posibles errores, inexactitudes, omisiones o contradicciones que aquí se reflejan. Cualquier descrédito a personas u organizaciones es totalmente involuntario. Este libro no intenta sustituir el diagnóstico o el tratamiento de ningún médico especialista en el tratamiento de enfermedades. Cualquier uso de la información aquí vertida queda enteramente a criterio del lector. El editor no se responsabiliza de los posibles efectos adversos o secuelas de la aplicación de los procedimientos o tratamientos descritos en el libro. Los informes expuestos tienen un propósito educativo y teórico, y se basan primordialmente en las propias teorías y creencias de Andreas Moritz. Antes de seguir una dieta, tomar un complemento nutricional, herbal u homeopático, iniciar o abandonar cualquier terapia, es preciso consultar siempre a un profesional de la salud. El autor no ha pretendido dar consejos médicos o sustituirlos y no ha deseado garantizar explícita ni implícitamente ningún producto, recurso o terapia, sea cual fuere. A menos que se indique lo contrario, ninguna de las afirmaciones de este libro ha sido revisada o autorizada por la Administración de Fármacos y Alimentos (FDA) o por la Comisión Federal de Comercio de Estados Unidos. El lector debe formarse su propia opinión o bien consultar a un especialista en medicina holística o a su médico de cabecera para determinar aplicaciones concretas para sus problemas particulares.

El corazón es el órgano más valioso y vigorizante que posees. Minuto tras minuto, día tras día, y año tras año, el corazón te lleva de la mano por la vida sin titubear, sin perder un solo latido. Pero este órgano necesita buenos cuidados, felicidad y un adecuado mantenimiento para poder bombear a todo el cuerpo la sangre necesaria y permitir que los millones de células del organismo respiren y se alimenten. Una cardiopatía significa que has descuidado tu corazón. Si tú le cuidas a él, él cuidará de ti el resto de tu vida.

Andreas Moritz

La enfermedad

Síntoma de un cuerpo enfermo

Hace menos de cien años, la enfermedad coronaria era extremadamente rara. Hoy en día acaba con la vida de más personas en el mundo desarrollado que todas las demás causas de muerte juntas, excepto las enfermedades iatrogénicas o causadas por los médicos. De acuerdo con el *New England Journal of Medicine*, el paro cardíaco súbito se lleva de 350.000 a 450.000 vidas al año tan sólo en Estados Unidos (más de un millar al día) y es responsable de más de la mitad de todas las muertes atribuidas a la enfermedad cardiovascular. Cada año, 865.000 estadounidenses, por ejemplo, sufren un infarto de miocardio. En 2004 eran 7,8 millones de estadounidenses los supervivientes de esta enfermedad. Los costes directos (asistencia sanitaria) e indirectos (producción perdida) asociados a la enfermedad coronaria ascendieron en total a 133.000 millones de dólares estadounidenses en 2004. Un estudio reciente concluye que el 85 % de las personas de más de 50 años de edad y el 71 % de las de más de 40 años ya tienen algunas arterias obstruidas.

Aunque la habilidad para reconocer a los pacientes que corren un alto riesgo de sufrir un paro cardíaco ha mejorado mucho en los últimos veinte años, el 90 % de las muertes súbitas por fallo cardíaco ocurren en pacientes en los que no se habían detectado factores de riesgo. Se sabe que la mayoría de las muertes súbitas por fallo cardíaco se producen en pacientes que han contraído previamente una enfermedad coronaria, pero el paro cardíaco es la primera manifestación de este problema subyacente en el 50 % de los pacientes.

La causa subyacente más común del paro cardíaco súbito es un infarto que origina una arritmia del corazón y el cese posterior de su actividad. En los países industrializados, los porcentajes de mortalidad por ataques al corazón han disminuido gracias a una serie de avances importantes en la cardiología. Este logro incluye nuevos medicamentos, operaciones de bypass y angioplastias. Sin embargo, ahora los «beneficiarios» de esta clase de atención cardiológica sufren secuelas imprevistas, a menudo devastadoras; sus corazones lastimados siguen latiendo, pero no con la fuerza suficiente para proporcionar a las personas una calidad de vida. Muchos preferirían una muerte rápida a un prolongado y doloroso sufrimiento.

El resultado no intencionado de la mejora de la atención cardiológica es un incremento sin precedentes de una enfermedad extenuante llamada *insuficiencia cardíaca crónica*, que bien podría calificarse de epidemia. Por insuficiencia cardíaca se entiende la pérdida progresiva de capacidad del corazón para bombear sangre y suministrar oxígeno al cuerpo. «La insuficiencia cardíaca es fruto de nuestros logros en el tratamiento de la enfermedad coronaria y la hipertensión», por decirlo en palabras del doctor Michael Bristol, de la Universidad de Colorado. La opción de tratar los síntomas de la enfermedad coronaria y la hipertensión en lugar de sus causas ha provocado más sufrimiento de lo previsto. Ha llegado la hora de adoptar un enfoque más holístico de las causas de esta enfermedad más mortífera del mundo moderno y de aplicar métodos encaminados a recuperar las funciones del corazón de forma rápida y permanente y sin efectos secundarios.

Fases iniciales de la enfermedad cardíaca

Nuestro sistema cardiovascular está formado por un dispositivo central de bombeo, los músculos del corazón o miocardio, y un conjunto de conductos o vasos sanguíneos compuesto de arterias, venas y capilares. El miocardio bombea la sangre a través de los vasos sanguíneos para suministrar oxígeno y nutrientes a todas las partes del cuerpo. El sistema vascular tiene una longitud de más de 100.000 km y una superficie de más de 2.000 m². Las 60-100 billones de células del organismo dependen del flujo de la sangre a través de esta vasta red de conductos y canales de circulación.

Los diminutos vasos capilares, cuyo grosor es de apenas una décima parte de un cabello humano, tienen una importancia particular para el cuerpo. A diferencia de las arterias, los capilares dejan pasar el oxígeno, el agua y los nutrientes a través de sus delgadas paredes para hacer llegar el alimento a los tejidos de destino. Al mismo tiempo, dejan que ciertos residuos celulares retornen al flujo sanguíneo de manera que puedan ser expulsados del cuerpo. Si la red capilar se congestiona por las razones que se describirán posteriormente, el corazón tendrá que bombear la sangre con más presión para llegar a todas las partes del organismo. Esto supone un incremento notable del trabajo del corazón, cuyos músculos se tornan tensos y fatigados. También debilita las paredes vasculares, que pierden elasticidad. Con el tiempo, el esfuerzo del corazón provoca estrés y fatiga y merma las funciones más importantes del cuerpo.

Puesto que los capilares también se encargan de alimentar las células musculares de las arterias, un suministro deficiente de oxígeno, agua y nutrientes causará finalmente lesiones en las arterias y su destrucción. Para contrarrestar esta autodestrucción involuntaria, el organismo responde con la inflamación. La respuesta inflamatoria, que a menudo se confunde con una enfermedad y se trata como tal, es, en realidad, uno de los mejores métodos con que cuenta el organismo para incrementar el suministro de sangre y nutrientes vitales para fomentar el desarrollo de nuevas células y ayudar a reparar el tejido conectivo dañado. Sin embargo, la concatenación de respuestas inflamatorias genera, finalmente, importantes lesiones en las arterias que, a su vez, originan el desarrollo de depósitos arterioscleróticos. El endurecimiento de las arterias (ateroesclerosis) se considera comúnmente la causa principal de la cardiopatía, aunque esto no es, como han demostrado estudios recientes, del todo cierto.

Principales factores de riesgo

Se piensa que la mayoría de los ataques al corazón se deben a una obstrucción de las arterias coronarias que provoca la destrucción de millones de células cardíacas, y que los derrames cerebrales están provocados por una oclusión de las arterias del cerebro, lo que causa la muerte de millones de células cerebrales. Puesto que las células del cerebro o neuronas coordinan las actividades y los movimientos de todas las partes del cuerpo, su muerte puede conducir a una parálisis parcial o completa del organismo y a la muerte. Se considera que un derrame cerebral no es más que la consecuencia de una arteriosclerosis avanzada. Las arterias cerebrales se hallan ubicadas muy cerca del corazón. La presión de la sangre en el interior de las arterias cerebrales y cardíacas es relativamente más alta que en otras arterias del cuerpo; de ahí la diferencia de tensión arterial en las distintas arterias del sistema circulatorio. Si se producen opacidades y congestiones en las ramificaciones de las arterias, la presión de la sangre empieza a aumentar. Esto afecta especialmente a las arterias coronarias (del corazón) y cerebrales y a la carótida (del cuello), hasta el punto de llegar a lesionarlas. Los vasos sanguíneos, que ya están debilitados por la congestión interna y las deficiencias nutricionales, son los primeros en dañarse. Todo esto puede convertir la hipertensión arterial en un importante factor de riesgo de derrame cerebral o de enfermedad coronaria.

Pero tratar de reducir la tensión arterial a base de medicamentos no es una solución, sino un mero aplazamiento y un agravamiento del problema. De acuerdo con investigaciones recientes, esta medicación de la tensión arterial puede favorecer en realidad la insuficiencia cardíaca crónica. Si no se subsanan las causas que originan la tensión arterial alta, el tratamiento convencional de la hipertensión puede dar lugar a una grave deshidratación de las células y mermar drásticamente la capacidad de la sangre para suministrar oxígeno a los músculos del corazón y eliminar los residuos ácidos de las células y los tejidos del cuerpo. Esto agrava, a su vez, el riesgo de cardiopatía, trastornos hepáticos y renales y muchas otras dolencias.

Los países del hemisferio occidental ostentan el récord del mundo en el porcentaje de la población que sufre enfermedades cardíacas. Hace ya muchos años, los médicos echaron la culpa a la mala alimentación, a la ingesta excesiva de calorías, a la falta de ejercicio, al tabaquismo y al estrés, que se consideraban los principales factores de riesgo. Los últimos estudios han añadido unos cuantos más, como los radicales libres, la contaminación, la circulación deficiente, determinados fármacos y sustancias químicas y la pérdida de capacidad de la sangre para digerir proteínas, que puede dar lugar a la formación de coágulos de sangre. Cuando no se consigue desintegrar las proteínas debido a la falta de enzimas proteolíticas (bromelaína, tripsina y quimotripsina), las consecuencias más probables serán los ataques al corazón o de apoplejía y las flebitis.

La principal causa física de la enfermedad coronaria, sin embargo, reside en la ingesta excesiva de proteínas animales. Cuando éstas quedan retenidas en el cuerpo se convierten en uno de los factores de riesgo más importantes de la enfermedad coronaria y, en general, de la mayoría de otras muchas enfermedades. Uno de los hallazgos más recientes entre las causas de las lesiones y la inflamación de las arterias es la proteína denominada homocisteína, que se encuentra en elevadas concentraciones en la carne.

Las cardiopatías y el consumo de carne

A fin de ilustrar el desarrollo de las cardiopatías desde su práctica inexistencia hasta su puesto número uno en el ranking de principales enfermedades mortales del mundo occidental, seguidamente se describirá las tendencias estadísticas que reflejan la evolución de esta enfermedad en Alemania, un típico país industrializado moderno. En el año 1800, el consumo de carne en Alemania era de unos 13 kg por persona y año. Cien años más tarde, se había multiplicado casi por tres: 38 kg por persona y año. En 1970 había alcanzado la cifra de 94,2 kg por persona y año, lo que supone un incremento del 725 % en menos de 180 años. Durante el período que transcurre de 1946 a 1978, el consumo de carne en Alemania aumentó un 90 %, y los ataques al corazón se multiplicaron por 20. Estas cifras no incluyen el consumo de grasas. Durante el mismo período, el consumo de grasa se mantuvo invariable, mientras que la ingesta de cereales y patatas, que son importantes fuentes de proteínas vegetales, disminuyeron un 45 %. Por tanto, las grasas, los hidratos de carbono y las proteínas vegetales no pueden considerarse causas de enfermedades cardíacas. Así, sólo queda la carne como principal factor responsable del dramático auge de esta enfermedad vascular degenerativa.

Si se tiene en cuenta el hecho de que al menos el 50 % de la población alemana tiene sobrepeso y que la mayoría de las personas con este problema comen más carne que las personas de peso normal, el consumo de carne por parte de las personas que tienen sobrepeso tiene que haberse cuadruplicado en los 33 años posteriores a la segunda guerra mundial. El sobrepeso se considera un importante factor de riesgo a la hora de padecer hipertensión arterial y cardiopatías.

De acuerdo con las estadísticas publicadas por la Organización Mundial de la Salud (OMS) en 1978, el incremento anual en el número de ataques al corazón en los países de Europa occidental es paralelo a un aumento continuo del consumo de carne de hasta 4 kg por persona cada año. Esto demuestra que los hábitos alimenticios cambiaron después de la segunda guerra mundial mediante la sustitución de una dieta mixta saludable por otra muy rica en proteínas animales, pero pobre en hidratos de carbono, es decir, en frutas, verduras y cereales. Según la OMS, el consumo de grasa se mantuvo prácticamente invariable. Los ataques al corazón y la arteriosclerosis empezaron a proliferar dramáticamente en Alemania y otros países industrializados poco después de la guerra. Hoy en día, esta dolencia provoca más del 50 % del total de muertes.

Aunque el consumo de grasa no es menor entre los vegetarianos que entre los carnívoros, aquéllos tienen la menor tasa de mortalidad por cardiopatías. La revista de la Sociedad Médica de Estados Unidos (*Journal of the American Medical Association*) ha informado de que una dieta vegetariana puede prevenir el 97 % de todas las oclusiones coronarias. Las dietas Atkins y South Beach, de elevado contenido proteínico y bajas en hidratos de carbono, gozan de una increíble popularidad, pero tienen el grave efecto secundario de privar de nutrientes al organismo al obstruir sus vasos capilares y arterias con proteínas sobrantes y reducir la ingesta de combustible a través de los hidratos de carbono. Sin duda, esto puede hacer que una persona pierda peso, pero no sin dañar también los riñones, el hígado y el corazón. Tanto el doctor Atkins, quien falleció víctima de la enfermedad coronaria y la obesidad, como el ex presidente de Estados Unidos Bill Clinton, un fiel seguidor de la dieta South Beach y portador de un cuádruple bypass coronario, sufrieron las consecuencias de una dieta con un alto contenido proteínico (*véase* el apartado siguiente para más detalles). Millones de estadounidenses entre otros, van por el mismo camino.

La razón de la práctica ausencia de las enfermedades coronarias entre los vegetarianos radica en que éstos consumen muy poca o ninguna proteína de origen animal. El consumo de grasas es, por consiguiente, un cómplice de este tipo de enfermedad, pero no su causa. La histeria colectiva desencadenada que una y otra vez culpa a las grasas, que suelen asociarse al colesterol, de ser la principal culpable nutricional de la enfermedad coronaria, carece totalmente de fundamento y no tiene ninguna base científica.

El cuerpo almacena proteínas

La carne y sus derivados tienen una concentración de proteínas de cinco a diez veces mayor que los alimentos vegetales proteínicos. Mientras que es muy fácil ingerir un exceso de proteínas animales, es mucho menos probable que se coman demasiadas proteínas procedentes de las hortalizas, los cereales y los frutos secos: necesitaríamos un estómago por lo menos cinco veces más grande para contener cantidades tan enormes de alimento. Se sabe que el organismo es capaz de almacenar el azúcar que no utiliza y otros hidratos de carbono en forma de grasa, pero no es tan conocido que el cuerpo también tiene una gran capacidad para almacenar las proteínas. Los «almacenes» que tiene el cuerpo para ello son los *tejidos conectivos* (los fluidos que median entre los vasos capilares y las células) y las *membranas basales* de las paredes vasculares, las cuales sostienen las células de los vasos capilares y las arterias (*véase* ilustración 1). Cuando este «almacén» de proteínas está lleno, los órganos y arterias que están abastecidos por esos capilares congestionados de proteínas empiezan a sufrir la falta de oxígeno y nutrientes, y se ahogan sus propios residuos metabólicos. La crisis de toxicidad resultante da lugar a un proceso inflamatorio del cuerpo, el cual es necesario para aumentar el flujo sanguíneo y hacer que lleguen los nutrientes necesarios para el desarrollo de nuevas células y la reparación de los tejidos dañados. Los episodios continuos de inflamación de las paredes de las arterias pueden causar hemorragias y la formación posterior de coágulos de sangre. Los coágulos de sangre son la causa principal de los ataques de apoplejía y de corazón (*véase* ilustraciones 2a/b). Como medida de emergencia para prevenir un infarto de miocardio o un derrame cerebral, el organismo trata de contener la hemorragia de las heridas. Para ello inyecta la *lipoproteína LP5*, similar al pegamento, en el flujo sanguíneo. LP5 se adhiere a las heridas abiertas y las sella. Para favorecer la curación de las heridas e impedir que vuelvan a sangrar, la pegajosa LP5 atrapa las moléculas de lipoproteína, que son relativamente grandes, como las moléculas de colesterol LDL y VLDL (el colesterol «malo») y las incorpora a las paredes arteriales. El «vendaje» protector resultante salva la vida del enfermo, al menos durante un tiempo. Cuando este mecanismo de supervivencia se produce en las arterias coronarias, se denomina *endurecimiento arterial* o *enfermedad coronaria*.

La persona que ingiere demasiados hidratos de carbono (azúcar, pan y pasta) o grasas en una comida particular puede llegar a altas concentraciones de estas sustancias y de lipoproteínas portadoras de colesterol en la sangre. Pero un análisis de sangre revelaría, asimismo, una mayor concentración de proteínas si ingiriera una comida abundantemente proteínica. La dietética parte del supuesto de que la proteína se consume por completo durante el proceso digestivo, pese a que esto no esté demostrado científicamente. La hipótesis es que las proteínas que las células no utilizan ni necesitan siguen circulando en la sangre hasta que las enzimas del hígado las descomponen y después son eliminadas en forma de urea.

Cuando el individuo no cuenta con la suficiente cantidad de estas enzimas para eliminar el exceso de proteínas del torrente sanguíneo, surge un problema importante. El hígado de una persona tipo Kapha o Pitta,[1] por ejemplo, precisa una dieta poco proteínica para mantener en forma su organismo, por lo que su capacidad para descomponer estas proteínas es reducida. Cuando los conductos biliares del hígado están obstruidos por cálculos,

---

1   Tipos corporales según la ciencia ayurvédica (*véase* capítulo 5, del libro *Los secretos eternos de la salud*, Ediciones Obelisco).

la capacidad de este órgano para ese fin es todavía menor. Lo mismo se aplica a las personas que ingieren con regularidad demasiadas proteínas. En todas estas situaciones, la proteína sobrante que el hígado no es capaz de descomponer ni eliminar es absorbida en su lugar por el tejido conectivo subcutáneo, lo que a corto plazo es la solución menos dañina. También acabará acumulándose en el tejido conectivo intercelular de los órganos, lo que puede tener consecuencias fatales. Si se ingieren continuamente grandes cantidades de proteínas, el tejido conectivo intercelular y las membranas basales de los vasos capilares empiezan a llenarse de proteínas y a aumentar de tamaño. A menos que se interrumpa la ingesta de proteínas, las células de las paredes de los vasos capilares se irán debilitando y lesionando de manera progresiva. El cuerpo responde con una inflamación para ayudar a destruir las células dañadas y eliminar las que han muerto. La respuesta inflamatoria tiene, a su vez, efectos secundarios. Es el comienzo de la arteriosclerosis ocasionada por una dieta inadecuada.

En 1955 se descubrió que las personas que se abstienen de ingerir proteínas animales durante algún tiempo no producen más urea después de sus primeras comidas proteínicas. Esto significa que el tejido conectivo de esas personas todavía no contiene cantidades anormales de proteínas, algo que se aplica a todos los vegetarianos, cuya fuente de proteínas es puramente vegetal, por ejemplo, cereales, legumbres, frutos secos, semillas, etcétera. Las personas que siguen una dieta vegetariana rara vez desarrollan un exceso de proteínas en los tejidos conectivos y paredes vasculares, y, por consiguiente, no corren el riesgo de desarrollar depósitos ateroescleróticos. Este hecho ha sido confirmado por la Sociedad Médica de Estados Unidos.

Según una teoría médica comúnmente aceptada, todas las calorías no utilizadas, tanto si provienen de hidratos de carbono, grasas o proteínas, se convierten en grasas y se depositan en las células grasas del cuerpo. Si esto fuera cierto, la grasa sería la única molécula de almacenamiento responsable de la obesidad y de enfermedades relacionadas con ella, incluidas las dolencias cardíacas y la diabetes tipo 2.[2] Ahora bien, existen pruebas fehacientes de que la grasa acumulada por sí sola no puede ser el factor causante de las enfermedades coronarias. La única otra sustancia que el cuerpo es capaz de almacenar en grandes cantidades es la proteína, y buena parte de ella acaba depositada en las paredes de los vasos sanguíneos.

Nuestro organismo, además de descomponer las proteínas en el hígado y almacenar las que no utiliza en las paredes de los vasos sanguíneos, emplea otra táctica para deshacerse de estos peligros. Un atleta bien entrenado no utiliza más de 40 g de proteína al día; sin embargo, un estadounidense medio ingiere hasta 200 g de proteína al día. El cuerpo almacena todas las proteínas que no puede asimilar –lo cual sucede fácilmente cuando se ingieren más de 30 o 40 gramos al día– en las paredes vasculares, y después las convierte en ácidos nítrico, sulfúrico y fosfórico. Los riñones tratan de neutralizar algunos de estos fuertes ácidos (similares a los de la batería de un automóvil) enla-

---

2   *Véase* capítulo 11 de *Los secretos eternos de la salud*, sobre la diabetes.

zando un mineral básico con cada molécula ácida. El resultado es una reducción en el organismo de sus principales minerales básicos, el sodio, el potasio y el magnesio, entre otros. Todo ello lleva al cuerpo humano a un estado de acidosis, sinónimo de una crisis de toxicidad. La cardiopatía es un síntoma característico de la acidosis crónica.

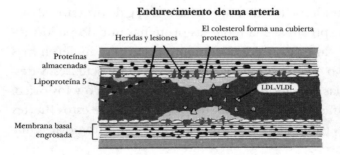

Ilustración 1: Paredes de vasos sanguíneos congestionadas por exceso de proteínas.

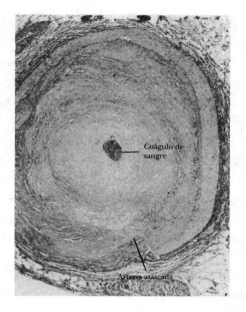

Ilustración 2a: Coágulo de sangre que ha causado un infarto de miocardio en un hombre de 54 años de edad.

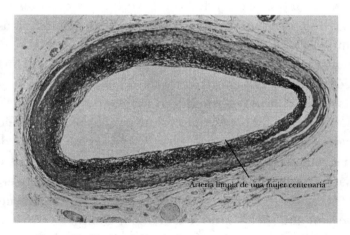

Ilustración 2b: Arteria limpia de una mujer centenaria sana.

La acumulación de proteínas:
una bomba de relojería

Las personas obesas tienen concentración de grasa y cantidades excesivas de proteína en sangre. La tendencia de la sangre a formar coágulos, considerada la causa principal de los infartos y las apoplejías, se debe casi exclusivamente a la saturación de proteínas en la sangre. (El tabaquismo incrementa también las concentraciones proteínicas en sangre, como se demuestra más adelante). Las grasas naturales, en cambio, *no* favorecen la capacidad de la sangre de coagularse. A fin de evitar un ataque cardíaco, las células capilares absorben las proteínas sobrantes y las convierten en *fibra de colágeno*, que luego almacenan en sus membranas basales. Aunque esta respuesta de emergencia favorece la dilución de la sangre y, por tanto, contribuye a salvar la vida, también hace que las paredes vasculares se tornen más gruesas y vulnerables.

Los análisis de tejido conectivo de personas obesas han demostrado que éste no sólo contiene células grasas, sino también grandes cantidades de densa fibra de colágeno. El colágeno es proteína pura al 100 %. La formación de más fibra de colágeno que la necesaria es una de las medidas de emergencia que adopta el organismo para hacer frente a las concentraciones peligrosamente elevadas de proteína en la sangre. Al extraer la proteína de la sangre y ponerla de este modo fuera de circulación, la sangre se fluidifica y se evita una crisis importante. Pero la situación cambia drásticamente cuando los «almacenes de proteína» del cuerpo se llenan por completo y se sigue consumiendo proteína.

En este caso, la sangre se satura de proteínas y permanece saturada. Después, comienza a espesarse continuamente y a desarrollar una tendencia a la coagulación.

A menos que la persona afectada tome aspirina, fármaco que tiene un efecto de dilución de la sangre, puede producirse un infarto cerebral o de miocardio. Ahora bien, a largo plazo, la aspirina no sólo no es capaz de prevenir este tipo de accidentes, sino que incluso los llega a favorecer. La ingesta regular o excesiva de aspirina puede provocar también un mayor riesgo de sufrir una hemorragia incontrolada. Por otra parte, la suspensión de un tratamiento con aspirina puede aumentar drásticamente el riesgo de sufrir un infarto de miocardio.

Advertencia: si el paciente sufre *degeneración macular*, la principal causa de ceguera en las personas de más de 55 años de edad, lo mejor es no tomar aspirina.

En algunos estudios recientes se ha llegado a la conclusión de que el tabaquismo es el factor más importante a la hora de desencadenar una degeneración macular; la mitad de todos los fumadores desarrollan esta dolencia. Tan pronto como una persona deja de fumar, el riesgo disminuye un tercio. Un estudio importante ha relacionado la aspirina con esa epidemia del mundo occidental que es la degeneración macular. La administración rutinaria de una aspirina al día, que se prescribe a menudo, hace que la retina sea más propensa a sangrar. Además, la aspirina forma parte de la misma categoría de analgésicos que Vioxx, Celebrex y Aleve, de los que se ha demostrado que incrementan el riesgo de padecer infartos de miocardio y derrames cerebrales en más del 50 % de los casos.

Diversos controles han demostrado que el ayuno durante cierto período de tiempo reduce el tamaño y la cantidad de células grasas y de los depósitos de fibra de colágeno. Asimismo, esto demuestra que ingerir demasiada proteína incrementa realmente el tejido proteínico en el organismo. Una consecuencia directa de este fenómeno es que las paredes engrosadas de los vasos sanguíneos no pueden absorber la cantidad necesaria de oxígeno, agua y nutrientes, y, por tanto, no están en condiciones de eliminar todos los residuos del metabolismo que producen las células. Debido a ello, las células que conforman estos vasos sanguíneos se deterioran y, finalmente, mueren de malnutrición, ahogo y deshidratación.

En una persona joven, los principales vasos sanguíneos del corazón tienen un diámetro de unos 3 mm. Si se ingieren regularmente demasiadas proteínas, las paredes internas de los vasos sanguíneos, por lo general lisas y limpias, se tornan rugosas, y los vasos en sí engrosan y pierden elasticidad. Todo ello lleva al deterioro del flujo sanguíneo en el sistema circulatorio y puede comportar un bloqueo total. Cuando las arterias coronarias quedan completamente bloqueadas se asemejan a antiguas cañerías de agua, oxidadas y calcificadas. Sus paredes se vuelven de un color marrón rojizo y quedan recubiertas de una masa calcificada y amarillenta.

El revelador papel de la homocisteína

Los científicos han descubierto que el aminoácido homocisteína (HC), que contiene azufre y es tóxico, favorece la formación tanto de pequeños coágulos que dan lugar a las lesiones de las arterias como de los temibles coágulos que originan los infartos de miocardio o los derrames cerebrales (Ann Clin y Lab Sci, 1991, y *Lancet* 1981). La HC es fruto del metabolismo normal del aminoácido *metionina,* que abunda en la carne roja y en los productos lácteos. Por lo general, nuestro organismo cuenta con un mecanismo de defensa propio que previene la acumulación de homocisteína, transformándola en una sustancia inocua llamada *cistationina,* la cual excreta el cuerpo a través de la orina. Sin embargo, la ingesta regular de demasiadas proteínas reduce gravemente esta capacidad.

Si bien un nivel excesivo de homocisteína es un factor de riesgo importante de cardiopatía que se conoce comúnmente en el ámbito de la investigación médica desde hace muchos años, hasta ahora no se ha reconocido como tal en el campo de la medicina aplicada. Se creía que la presencia de niveles patológicos de homocisteína en el organismo estaba asociada a personas genéticamente incapaces de transformar la homocisteína a una velocidad suficiente. Sin embargo, la enorme incidencia de niveles anormales de homocisteína entre pacientes enfermos del corazón indica que el factor genético es secundario, o que puede ser más bien una respuesta al continuo avasallamiento del cuerpo con grandes cantidades de alimentos proteínicos.[3] Se ha demostrado que los alimentos ri-

---

3 Fenómeno similar al de la mutación genética en el desarrollo canceroso. *Véase* más información en el libro del mismo autor *El cáncer no es una enfermedad,* Ediciones Obelisco.

cos en ácido fólico[4] reducen en gran medida el nivel de homocisteína y, por consiguiente, el riesgo de sufrir una enfermedad cardiovascular.

Conclusión: cuando se consumen regularmente grandes cantidades de proteína animal, como carne de cerdo, ternera y pollo, pescado, huevos, leche, queso, etcétera, la capacidad del organismo para descomponer y eliminar con seguridad toda la proteína u homocisteína se ve cada vez más mermada, si es que ya no es de por sí muy baja debido a la propia constitución. Puesto que el consumo excesivo de proteína espesa la sangre e incrementa el riesgo de que se formen coágulos, el organismo se ve obligado a almacenar la proteína sobrante y los subproductos del metabolismo de la proteína en los tejidos conectivos subcutáneos, en el tejido conectivo de los órganos y en las membranas basales de la red de vasos capilares. Una vez agotada la capacidad de almacenamiento de estas membranas, en los vasos capilares ya no se puede depositar más proteína. Si se mantiene el consumo excesivo de proteína animal, el cuerpo empieza a almacenar el exceso de proteína en las paredes de las arterias (*véase* ilustración 1). En esa fase es cuando las principales arterias coronarias se tornan más gruesas, sufren lesiones y pierden eficacia. A medida que se obstruyen y cortan el suministro de oxígeno al corazón, el individuo respira con dificultad y puede sentir dolor y adormecimiento de las extremidades.

---

4   *Véase* el cápítulo 7 de *Los secretos eternos de la salud*, Ediciones Obelisco.

De pronto se produce un infarto de miocardio. De este modo, el almacenamiento de la proteína sobrante en el cuerpo es como una «bomba de relojería» preparada para explotar en cualquier momento.

La proteína C-reactiva revela la verdad

El continuo almacenamiento de proteínas sobrantes en las paredes de los vasos sanguíneos acabará por dañarlos. Para ayudar a reparar estos daños y eliminar las células debilitadas o deterioradas, el organismo responde con la inflamación. Ésta no es una enfermedad, sino el sistema básico de respuesta de emergencia del cuerpo para autocurarse. Los vasos sanguíneos son la tabla de salvación del cuerpo. Cuando el organismo está amenazado por gérmenes que ocasionan enfermedades, como la acumulación de proteínas nocivas en los vasos sanguíneos y la consiguiente formación de una placa de grasa protectora en las arterias, el sistema inmunitario envía grandes cantidades de células especializadas para reunir y destruir al invasor o a las obstrucciones potencialmente mortales. En el proceso de intentar resolver el problema por medio de la inflamación, las células inmunes ocasionan múltiples lesiones que se tornan cada vez más inestables y, al final, pueden provocar la rotura. Cuando el cuerpo deja de ser capaz de contener la hemorragia de una lesión abierta y de sellar la herida, entonces se produce un infarto de miocardio o un derrame cerebral.

En un estudio pionero publicado en el *New England Journal of Medicine* en 2002, varios médicos del hospital

Brigham y del hospital de Mujeres de Boston demostraron que un simple análisis de sangre, denominado «proteína C-reactiva» (CRP, por sus siglas en inglés), permitía predecir qué pacientes son susceptibles de sufrir un infarto de miocardio o un derrame cerebral. La CRP mide la presencia e intensidad de inflamación en las paredes de los vasos sanguíneos, inflamación que detecta inminentes problemas cardíacos de un modo mucho más preciso que la concentración del colesterol «bueno» (HDL) o del «malo» (LDL). Este descubrimiento es muy importante, ya que la mitad de los infartos les suceden a pacientes con un nivel de colesterol normal. Y no sólo muestra que la inflamación juega un papel clave en las enfermedades cardíacas, sino también en muchas otras patologías vinculadas al sistema circulatorio, como la artritis, la diabetes y el cáncer. El hígado produce la proteína CRP como reacción a la respuesta inflamatoria del sistema inmunitario. Un sencillo análisis de sangre puede detectar esta proteína, y su concentración en sangre determina la inflamación que sufren las arterias.

En el estudio anteriormente mencionado, el equipo científico realizó un seguimiento de los niveles de CRP y LDL (el colesterol «malo») en cerca de 28.000 mujeres durante ocho años. Según los resultados del estudio, las mujeres con elevados niveles de CRP tenían el doble de probabilidades de enfermar del corazón que las que presentaban altos niveles de LDL. También demostró que muchas mujeres que posteriormente sufrieron ataques al corazón habrían obtenido sin problemas un certificado de buena salud en virtud de sus bajos niveles de LDL. No basta simplemente con medir los niveles de colesterol de una persona, una práctica que, de hecho, puede representar una amenaza para su vida.

La CRP tampoco puede considerarse la prueba definitiva de la enfermedad coronaria, ya que puede llegar incluso a multiplicarse por diez cuando una persona está combatiendo un resfriado o una gripe. La infección provoca una respuesta inflamatoria y, por ello, lo más probable es que la proteína C-reactiva se manifieste en un análisis de sangre. Sin embargo, esta importante investigación demuestra que la prueba del colesterol no es la clave si queremos salvar la vida de las personas que están en riesgo de desarrollar una cardiopatía. Esto queda evidenciado, además, por investigaciones más recientes que demuestran que un elevado nivel de colesterol en sangre ni siquiera puede considerarse un importante factor de riesgo de infarto de miocardio (*véase* más adelante «Cómo y por qué tienen lugar los ataques cardíacos»). En cambio, el tratamiento prioritario de las causas reales de la respuesta inflamatoria nos ayudará a erradicar la incidencia de la enfermedad coronaria, así como de la artritis y el cáncer.

Cómo y por qué tienen lugar los ataques cardíacos

La mera interrupción del suministro de oxígeno al corazón puede no ser suficiente para destruirlo. El corazón es uno de los órganos más innovadores y resistentes del organismo, y para acabar con él hay que someterlo a un abuso excesivo. Cuando las membranas basales de los vasos capilares y las arterias ya no pueden garantizar un aporte suficiente de oxígeno, azúcar e insulina a las células de los músculos cardíacos, su capacidad para contraerse y bombear sangre se reduce mucho. Para seguir trabajando con menos oxígeno, las células del corazón empiezan a fermentar glucosa a fin de producir energía, pero este proceso (anaerobio) genera ácido láctico, que, acto seguido, acidifica los tejidos musculares.

A fin de continuar bombeando sangre, el corazón recurre a otro instrumento de emergencia para obtener energía: moviliza y descompone las grasas. Sin embargo, si no puede utilizar oxígeno en este proceso, esas grasas se convierten en ácidos dañinos que destruyen las células. Entonces se emplean proteínas para generar energía, pero los subproductos de este proceso son ácidos grasos nocivos. Cuando el engrosamiento de los tejidos conectivos, la linfa y los vasos capilares del corazón empieza a obstruir la eliminación normal de los residuos del metabolismo, los músculos cardíacos se saturan de materiales ácidos dañinos. Esto puede generar un intenso dolor en el corazón.

Cuando el ácido úrico, un producto de desecho derivado de la descomposición de células gastadas, se acumula en los tejidos conectivos, aparece la gota, una patología dolorosa, similar a la artritis. La congestión de los tejidos conectivos causa la deshidratación de las células musculares, que hace que un grupo de células llamadas mastoideas segreguen la hormona *histamina*, una importante hormona reguladora del agua en el organismo. Cuando la histamina pasa sobre los nervios sensibles de los tejidos musculares, provoca un intenso dolor en los músculos. Si esta forma de reumatismo muscular se produce en el corazón, se denomina «angina de pecho». Tanto la acumulación de ácido (gota) como la falta de oxígeno provocan la muerte de células cardíacas.

Los infartos pueden producirse por diversas razones:

1. Los tejidos conectivos que rodean las células cardíacas pueden congestionarse hasta tal punto que las células cardíacas simplemente se mueran sin dolor por ahogo.

2. Puede producirse un ataque de angina de pecho, que revela que la acidificación y la falta de oxigenación han destruido los músculos del corazón.

3. Las membranas basales de los vasos capilares y las arterias están bloqueadas y ya no pueden suministrar más oxígeno al corazón. Entonces se produce un infarto de miocardio en el lugar en que se ha superado en primer lugar la capacidad de almacenamiento de proteína.

4. Un coágulo de sangre se desprende de un vaso sanguíneo congestionado y lesionado, entra en el corazón y bloquea el aporte de oxígeno. Lo mismo ocurre en el caso de un ataque apopléjico.

**Nuevos estudios cuestionan la validez
de desbloquear las arterias**

Los nuevos descubrimientos sobre las causas de los infartos ponen en tela de juicio la validez o utilidad de desbloquear las arterias obturadas. Por un lado, los tratamientos agresivos, cada vez más populares, que consisten en desbloquear las arterias mediante el implante quirúrgico deuno o varios bypass, la angioplastia[5] y los stents[6] apenas hacen nada por prevenir la repetición de una oclusión. Aunque se ha observado que la implantación de uno o varios bypass alargan la vida de algunos pacientes gravemente enfermos, no sirve de ningún modo para prevenir los infartos. Como veremos, los ataques al corazón no ocurren por culpa de una obstrucción arterial, como piensa la mayoría de personas, sino por una de las cuatro causas anteriormente señaladas. En resumen, ninguno de los procedimientos quirúrgicos usados ha demostrado que permita reducir de manera significativa los índices de mortalidad a causa de una enfermedad cardiovascular.

Una de las principales razones del escaso éxito de estos tratamientos es que la gran mayoría de ataques al corazón no tienen su origen en las obstrucciones de las arterias finas. Para hacer frente a la epidemia de la cardiopatía, que se propaga como un incendio descontrolado en la mayoría de países industrializados y ahora también en países en vías de desarrollo, hemos de recurrir sobre todo a estrategias preventivas. Sin embargo, este tipo de planteamiento (tomar menos proteínas, hacer ejercicio regularmente, dormir las horas adecuadas, llevar una dieta equilibrada y unos horarios de comida regula-

---

5   Desbloqueo de arterias mediante la compresión de la placa con ayuda de un pequeño globo y la implantación de un stent para mantenerlas abiertas.
6   Los stents consisten en una especie de muelles metálicos que mantienen apretada la placa contra la pared arterial y permiten mitigar los dolores insoportables del pecho. También pueden salvar la vida a alguien que sufra un infarto al mantener abierta la arteria obturada.

res, beber suficiente agua, evitar todo tipo de comida basura, dejar de fumar, reducir el consumo de alcohol, erradicar los focos de estrés, etcétera) apenas supone gastos extras y, por tanto, no rinde ningún beneficio económico a quienes están a cargo de la atención sanitaria.

La antigua concepción de qué es una enfermedad cardíaca se derrumba como un castillo de naipes, para gran sorpresa de los cardiólogos. «Hasta ahora imperaba la idea en cardiología de que los estrechamientos arteriales eran el problema, y que si se subsanaban, el paciente mejoraba», dijo en cierta ocasión el doctor David Waters, cardiólogo de la Universidad de California en San Francisco. Esta teoría resultaba tan plausible para los cirujanos, cardiólogos y profanos que durante décadas casi nadie la puso en duda, excepto unos pocos (entre los que me cuento), que estaban más interesados en descubrir las verdaderas causas de la cardiopatía. Los últimos descubrimientos científicos sacan a relucir ahora los principales fallos de esta teoría sin dejar mucho espacio para la duda.

Hasta hace poco[7] se creía que las enfermedades coronarias respondían a un proceso similar al de la acumulación de lodo en el interior de una tubería. La placa se acumula lentamente, a lo largo de décadas, y una vez una arteria coronaria queda completamente obstruida la sangre no llega al corazón y el paciente sufre un infarto.

---

7   Esto no es del todo cierto, puesto que ya en 1986 el doctor Greg Brown, de la Universidad de Washington, en Seattle, publicó un artículo en el que demostraba que los ataques al corazón se originaban en puntos de las arterias coronarias en los que había muy poca placa para que hiciera falta implantar un stent o un bypass.

A fin de prevenir esta catástrofe, la «solución» racional más a mano consistía en implantar quirúrgicamente un bypass o realizar una angioplastia para sustituir o abrir la arteria estrechada antes de que se cerrara por completo. La hipótesis de que con esto se prevendrían los ataques al corazón y se alargaría la vida parecía irrebatible. Pero como demuestran las investigaciones médicas, esta teoría ya no es válida (en realidad nunca lo fue) y, por tanto, es engañosa. Un estudio publicado en el *New England Journal of Medicine* por el Grupo de estudio cooperativo sobre la implantación quirúrgica de bypass en las arterias coronarias demostró claramente que la tasa de supervivencia a tres años vista de pacientes con cardiopatías intervenidos para implantarles un bypass es casi la misma que la de los pacientes que no han sido intervenidos quirúrgicamente.

De acuerdo con numerosos estudios sobre enfermedades coronarias, la mayoría de infartos no ocurren porque una arteria se estreche debido a la presencia de una placa. Por el contrario, según los científicos, se producen cuando se rompe un trozo de placa dentro de una arteria coronaria, dando lugar a la formación de coágulos de sangre que bloquean de forma inmediata el flujo de sangre hacia el corazón. De hecho, en el 75 u 80 % de los casos, la placa endurecida que obstruye una arteria no es la culpable, y su presencia no debería ser motivo para implantar un bypass o un stent. El tipo de placa más peligroso es blando y frágil. No produce síntomas, y ni siquiera se vería como una obstrucción del flujo sanguíneo. Los parches de placa blandos, recién formados, tienen muchas más probabilidades de desprenderse que los antiguos y endurecidos, y cuando lo hacen se forman coágulos de sangre que penetran en el corazón y desencadenan un infarto. Por tanto, la colocación de un bypass para puentear las partes endurecidas de una arteria no sirve en modo alguno para reducir el riesgo de un futuro infarto de miocardio. Por esta razón, muchos de los infartos se producen en personas que no padecen ninguna oclusión arterial. Así, puede ocurrir que una persona haga footing por el parque un día y al siguiente sufra un infarto de miocardio (o un derrame cerebral). De ser la causante de ello una arteria obstruida o angosta, la persona afectada ni siquiera habría podido correr debido a un fuerte dolor en el pecho o la dificultad de respirar.

La mayoría de los enfermos de corazón tienen cientos de placas en las arterias. Dado que es imposible sustituir todas esas secciones afectadas y cargadas de placas, las intervenciones quirúrgicas habituales son bastante ineficaces a la hora de prevenir los infartos. Pero ello no significa que se realicen menos operaciones de bypass o de stents; en realidad, el negocio archimillonario de los stents ha llegado a ser imparable.

A los científicos y los cardiólogos les decepciona cada vez más el hecho de que sus descubrimientos no sean tomados con la debida seriedad por los profesionales de la salud ni tampoco por sus pacientes. «Existe la arraigada idea de que arreglar una arteria es una buena cosa», dice el Dr. Eric Topol, cardiólogo de la clínica Cleveland, en Ohio. Se ha puesto casi de moda operarse de las arterias, por si acaso. El Dr. Topol señala que actualmente cada vez son más los pacientes que sin tener síntomas llevan stents. En 2004, más de un millón de estadounidenses, por ejemplo, optaron por someterse a una intervención quirúrgica de stents. Si bien muchos médicos saben que la vieja teoría ya no se mantiene, se sienten presionados a seguir desbloqueando las arterias quirúrgicamente, con independencia de que los pacientes tengan o no síntomas. El Dr. David Hillis, cardiólogo del Medical Center de la Universidad de Texas, en Dallas, afirmaba: «Si eres un cardiólogo y Joe Smith, el médico internista te manda pacientes, cuando le dices que el paciente no necesita ese tipo de intervención, de inmediato el internista deja de enviarte más pacientes. A veces te planteas hacerlo aunque en lo más profundo de tu corazón sepas que eso no es lo correcto».

Según el Dr. Topol, un paciente suele acudir a un cardiólogo con vagas quejas, como indigestiones, una insuficiencia respiratoria o porque un scaner cardíaco muestra depósitos de calcio, un signo de ateroesclerosis o de formación de placas. Cumpliendo con su trabajo, el cardiólogo sigue el procedimiento estándar y envía al paciente a que le practiquen un cateterismo, a que le examinen las arterias por medio de un angiograma. Si uno vive en un país industrializado, como EE.UU., y es de mediana edad o mayor, es probable que tenga aterosclerosis y que el angiograma muestre un estrechamiento de las arterias. No tardarán mucho en hablarle de los stents. «Es como subirse a un tren sin posibilidad de apearse en ninguna estación —comenta el Dr. Topol—. Ya en el tren, le ponen a uno los stents. Un vez en quirófano, el paciente pasa por alguna intervención».

El Dr. Hillis cree que, según la mentalidad estadounidense, el valor de la asistencia médica es directamente proporcional a su agresividad. Hillis ha intentado explicar a sus pacientes esta convicción, pero sin éxito. «Al final llegas a cierto nivel de frustración; en el proceso del tratamiento les convencen de que ese tipo de intervención –los stents– les salvará la vida. Se les dice que si no se operan son, textualmente, una bomba de relojería».

Y lo que es más inquietante, el Dr. Topol afirma que en realidad la intervención de los stents produce leves infartos a un 4%, aproximadamente, de los pacientes. Esto significa que del millón de pacientes que en 2004 se sometieron a intervenciones de stents, 40.000 acabaron con problemas de corazón causados por un procedimiento ideado para evitarlos, problemas que nunca habrían aparecido de no haber seguido dicho procedimiento.

Según un nuevo informe (15 de octubre de 2004) publicado en el *New England Journal of Medicine*, los dos stents autorizados por la Agencia Norteamericana de Fármacos y Alimentos (FDA), el Cordis Cypher y el Taxus Express están asociados a sucesos adversos publicitados en diversos medios después de haber sido aprobados para su comercialización y utilización.

Las intervenciones de bypass, stents y las angioplastias no previenen *per se* los infartos. El propósito de las intervenciones es, de hecho, aliviar los síntomas, y a los pacientes les satisface el hecho de que se esté haciendo «algo», y se sienten liberados de la ansiedad de morir de un infarto repentino. La industria farmacéutica se queda por supuesto satisfecha, ya que los pacientes quedan sentenciados a tomar costosos fármacos el resto de sus vidas.

El riesgo de sufrir un infarto

La mayoría de enfermedades vasculares relacionadas con la alimentación, como infartos, derrames cerebrales, reumatismo y anginas de pecho, no son fundamentalmente trastornos del metabolismo de azúcares y grasas, sino dolencias derivadas de la acumulación de proteínas. Ingerir demasiados alimentos proteínicos se considera uno de los principales factores de riesgo de desarrollar cualquier tipo de enfermedad, especialmente cardiopatías, cáncer, diabetes y artritis reumatoide. El engrosamiento de las membranas basales de los vasos sanguíneos y los tejidos conectivos causado por el almacenamiento de proteínas afecta a todas las células del organismo. Siempre que se produzca esta clase de congestión en el organismo, el resultado será el envejecimiento prematuro de células y órganos. Por otro lado, si las paredes de los vasos capilares conservan su porosidad, flexibilidad y estrechez originales, la alimentación de las células y la vitalidad de los órganos se mantendrán durante toda la vida, independientemente de la edad.

La grasa y el *colesterol* no son los factores causantes principales de la obstrucción de las paredes vasculares y, por tanto, no pueden ser considerados la causa principal de la enfermedad coronaria ni de cualquier otra patología del organismo. El almacenamiento de proteínas en las paredes de los vasos sanguíneos, por otro lado, es el factor común a todos los pacientes que sufren arteriosclerosis alimentaria (es decir, causada por la alimentación). Puesto que la mayoría de las personas de los países industrializados han estado consumiendo cantidades ex-

cesivas de proteínas durante mucho tiempo, concreta-
mente desde la segunda guerra mundial, la enfermedad
coronaria se ha convertido en la primera causa de mortalidad en el mundo desarrollado. Como se verá posteriormente, la mayoría de los principales elementos de riesgo
a la hora de padecer un infarto están relacionados directa o indirectamente con un elevado consumo de proteínas y con los depósitos de éstas en las paredes de los vasos sanguíneos. Éstos son los indicios de la existencia de
esos elementos de riesgo:

Espesamiento de la sangre

El *hematocrito* es el volumen de los glóbulos rojos contenidos en un litro de sangre, y puede medirse mediante un
simple y económico análisis de sangre. Si es superior al
42 %, el riesgo de infarto aumenta de una manera consi-
derable. Una persona sana tiene un hematocrito de entre
un 35 a un 40 %. Partiendo de la hipótesis de que la presencia de cantidades mayores de proteína en sangre no es
nociva, muchos médicos consideran que un volumen del
44 al 50 % todavía se sitúa dentro de los límites normales.
Sin embargo, las investigaciones realizadas han demostrado que el riesgo de sufrir un infarto se duplica cuando el
hematocrito pasa del 42 al 49 %. En pocas palabras: cuanto mayor sea el hematocrito, tanto mayor será el riesgo de
padecer un infarto de miocardio.

Cabe preguntarse por qué aumenta el volumen de los
glóbulos rojos por encima del 40 %. Cuando se engrosan
las membranas basales y los tejidos intercelulares debido
al almacenamiento de proteínas sobrantes, el flujo sanguíneo se desacelera y finalmente queda obstruido. Esto

hace que aumente de forma «natural» la concentración de todas las materias contenidas en la sangre, incluidas las proteínas, las grasas y el azúcar. El espesamiento de la sangre comporta un grave riesgo que afecta a todas las partes del cuerpo. Para hacer frente a la concentración peligrosamente elevada de proteína en la sangre, el páncreas segrega cantidades adicionales de insulina, pero al hacerlo, la insulina puede lesionar y debilitar todavía más las paredes vasculares. Las células que componen las paredes de los vasos capilares comienzan a absorber una parte de la proteína excedente, a convertirla en fibra de colágeno y a depositarla en las membranas basales. Aunque esto tiene un efecto diluyente muy beneficioso para la sangre, también reduce el suministro de nutrientes suficientes a las células. Por consiguiente, cuando éstas dan señales de malnutrición, los niveles de nutrientes en la sangre empiezan a ascender hasta que la presión de difusión es suficiente para volver a suministrar cantidades suficientes de nutrientes a las células.

Mientras, estos cambios continuos hacen que aumente el número de glóbulos rojos en la sangre, que contienen la *hemoglobina*. Ésta, que es de color rojo, se combina con oxígeno en los pulmones y lo transporta a todas las células del cuerpo. Al aumentar el grosor de las membranas basales, el suministro de oxígeno a las células también se reduce. La mayor demanda de oxígeno resultante por parte de las células incrementa las concentraciones de hemoglobina en los glóbulos rojos (eritrocitos). Esto hace, a su vez, que estos últimos se hinchen. Finalmente, resultan demasiado grandes para pasar por los estrechos vasos capilares, obstruyéndolos en su totalidad.

Esto reduce todavía más drásticamente el suministro de nutrientes y agua a las células, con lo que éstas se deshidratan. En respuesta a la deshidratación, las células liberan su enzima de hidrodeficiencia, la *renina*, en el fluido tisular, que a través de una miríada de reacciones químicas conduce a un incremento de los latidos y del rendimiento del corazón. Esta medida de emergencia aumenta el suministro de agua a las células y mitiga sus apuros, pero también aumenta la tensión arterial. Esta situación, denominada *hipertensión esencial*, duplica el estrés y causa todavía más lesiones en los vasos sanguíneos. Con ello se cierra el círculo vicioso. En este momento están reunidas las condiciones para sufrir un infarto de miocardio.

Conclusión: la combinación de ambos factores –un hematocrito más alto, que indica un mayor espesamiento de la sangre y una mayor concentración de hemoglobina en los glóbulos rojos– reduce la circulación sanguínea. Una cara y un pecho hinchados y enrojecidos son indicios típicos de un volumen anormalmente grande de la sangre y de una circulación más lenta en pacientes adultos hipertensos y diabéticos. Los tejidos celulares empiezan a deshidratarse a medida que la distribución de agua se hace cada vez más difícil; el ritmo y la fuerza de contracción del músculo cardíaco (miocardio) aumentan a fin de ayudar a mantener el caudal de sangre frente al incremento sostenido de la congestión en todo el sistema circulatorio. Finalmente, el corazón es incapaz de mantener este esfuerzo extenuante y deja de latir.

Ingesta excesiva de proteínas de origen animal

La mayoría de los pacientes que han sufrido infartos confirman que durante su vida, o por lo menos durante muchos años, han ingerido gran cantidad de proteínas de origen animal (carnes rojas, y también pollo, pescado, huevos o queso). En cambio, entre los vegetarianos que toman una dieta equilibrada a base de vegetales prácticamente no se producen ataques al corazón.

Fumar de manera habitual

El riesgo de contraer una enfermedad cardiovascular aumenta mucho en las personas que fuman. Esto, sin embargo, no se debe tanto a la neurotoxina *nicotina,* que se descompone totalmente al cabo de unas horas después de fumar, sino que viene provocado más bien por el *monóxido de carbono* (CO) que contiene el humo del cigarrillo. El *monóxido de carbono* se extiende de los pulmones a la sangre, donde se enlaza con la hemoglobina de los glóbulos rojos a una velocidad aproximadamente 300 veces mayor y de modo mucho más estable que el oxígeno. Todo el monóxido de carbono del humo inhalado se mezcla con la hemoglobina y, de este modo, bloquea el transporte de oxígeno a las células. Los glóbulos rojos cargados de monóxido de carbono enlazado con la hemoglobina explotan y dispersan sus partículas de proteína en el plasma sanguíneo. Muchas de estas partículas proteínicas se depositan entonces en las membranas basales de las paredes de los vasos capilares. Cuando la capacidad de absorción de los capilares alcanza el punto de saturación, las arterias también depositan detritos de proteína en sus paredes.

Esto convierte al monóxido de carbono del humo del cigarrillo en un veneno de acción lenta pero letal, formando cantidades excesivas de detritos proteínicos que destruyen la red circulatoria del cuerpo y los músculos del corazón. Asimismo, los fumadores pasivos inhalan grandes cantidades de monóxido de carbono, lo que explica por qué corren un riesgo similar de desarrollar una enfermedad coronaria a los fumadores activos.

Predisposición constitucional (genética) a digerir mal las proteínas

Las personas cuya constitución no requiere el aporte de proteínas adicionales con la alimentación para estar sanas (en especial las de los tipos Kapha y Pitta[8]) carecen de un sistema digestivo eficaz para descomponer las proteínas de origen animal. Puesto que el tipo corporal o constitución de cada uno es, en la mayoría de los casos, hereditario, esta «ineficacia» genéticamente determinada pasa de padres a hijos. Quienes tienen antecedentes familiares de ataques cardíacos parecen estar en situación de riesgo debido a posibles factores hereditarios, pero la influencia de la genética en la enfermedad cardiovascular es puramente marginal, si es que existe. La relación primaria radica en que los miembros de una familia comparten una dieta, un estilo de vida y un tipo corporal similares y es muy posible que tengan el mismo sistema enzimático «ineficaz» para destruir las proteínas sobrantes que no utilizan.

---

8   A fin de determinar el tipo corporal al que perteneces, consulta el libro de A. Moritz *Los secretos eternos de la salud.*

La menopausia

Las mujeres que consumen grandes cantidades de alimentos proteínicos y/o fuman están en riesgo cuando sus ciclos menstruales se tornan irregulares o desaparecen. La descarga regular de sangre menstrual protege a una mujer (antes de la menopausia) de la acumulación de cantidades peligrosas de proteínas en el organismo mientras funcione de forma normal el aparato reproductor. Esto puede explicar por qué las mujeres menores de 40 años y que tienen la menstruación no suelen hallarse en situación de riesgo de sufrir un infarto de miocardio, mientras que los hombres a esa edad sí lo están. Los distintos niveles en sangre son más bajos en las mujeres de menos de 40 años de edad que en los hombres del mismo grupo de edad. Esto incluye los glóbulos rojos, la hemoglobina, el hematocrito y la cantidad total de proteínas. La investigación ha demostrado que los hombres de 30 a 40 años de edad tienen seis veces más probabilidades de morir de un infarto de miocardio que las mujeres de la misma edad. De hecho, los ataques al corazón en mujeres que tienen la menstruación son extremadamente raros.

Cuando la mujer deja de tener los ciclos menstruales, si continúa ingiriendo proteínas animales, experimentará un aumento constante del nivel de concentración de proteína en sangre. Cuando una mujer tiene alrededor de 50 años, el riesgo sufrir un infarto de miocardio es prácticamente el mismo que el de un hombre de la misma edad. Cuanto antes comience la menopausia, tanto mayor es el riesgo. Las mujeres a quienes les han extirpado los ovarios antes de los 35 años de edad corren un riesgo siete veces mayor de padecer un infarto de miocardio que las que todavía no han entrado en la menopausia.

Los sofocos y el enrojecimiento de cara que experimentan muchas mujeres durante la menopausia son a menudo signos de un aumento de los niveles proteínicos en sangre. Indican que el cuerpo ha acumulado cantidades excesivas de proteínas que ya no puede expulsar con la sangre menstrual. Recientemente se ha observado que una dieta consistente en grandes cantidades de productos lácteos acelera la formación de depósitos arterioscleróticos en el cuerpo de la mujer y, como se explicará más adelante, también causa osteoporosis.

Una dieta pobre en frutas y verduras, el hábito de fumar y la falta de ejercicio
En 2004, la noticia de que el ex presidente Bill Clinton tuvo que someterse de urgencia a una intervención de corazón fue un serio toque de atención para toda una generación de estadounidenses. Por desgracia, el mensaje transmitido al mundo no pretendía mejorar la salud del corazón, sino fomentar que se tomen los medicamentos adecuados. Fue una mera coincidencia que, justo una semana antes de que Clinton ingresara en el hospital, la prestigiosa revista médica *The Lancet* lanzara un toque de atención de significado muy distinto. Un nuevo estudio de gran envergadura sobre la enfermedad cardiovascular publicado por *The Lancet* transmitió el siguiente mensaje a quienes están preocupados por su corazón: «Despertad y curad vuestro corazón. Para eso no necesitáis medicamentos».

Cuando el presidente Clinton dejó el cargo en 2001, tomaba con regularidad Zocor, un fármaco a base de estatinas que reduce el nivel de colesterol. Pero una vez hubo bajado su exceso de peso y limitado su nivel de colesterol, dejó de tomar el fármaco. Así, cuando los médicos convencionales conocieron el estado del corazón de Clinton, echaron la culpa de inmediato a la falta de estatinas. «¿Veis lo que sucede cuando no tomáis las pastillas?». Sus palabras encerraban un aviso a todos los que tal vez seamos igual de descuidados a la hora de mantener a raya nuestros niveles de colesterol en sangre. Algunos cardiólogos creen que Clinton tendrá que tomar de por vida una dosis mucho más elevada de un medicamento para reducir su nivel de colesterol en sangre. Sin duda, esto no es raro después de haber sufrido una operación de bypass, pero desde luego no tiene mucho sentido.

En un informe publicado en *Newsday,* el doctor Valavanur Subramanian, presidente del departamento de cirugía cardiovascular del hospital Lennox Hill de Nueva York, señaló que dos de las tres arterias utilizadas en la operación de Clinton eran arterias tomadas de su pecho. El doctor Subramanian calificó estas arterias de «extraordinariamente resistentes a la acumulación de colesterol». Esto suscita una pregunta: ¿por qué administrar estatinas, que encierran un peligro potencial, a un hombre cuyas arterias impiden prácticamente la acumulación de depósitos de colesterol? También es muy probable que Clinton esté condenado de por vida a tomar cada día una aspirina, un diurético (para prevenir la acumulación de líquidos) y un betabloqueante (para ayudar a regular los latidos del corazón). Este cóctel de medicamentos potencialmente peligroso va a ser su «muleta» para el resto de sus días, aunque en realidad no la necesite.

De acuerdo con los editores de *The Lancet*, el nuevo estudio, titulado INTERHEART, es uno de los más solventes que jamás se hayan realizado sobre los factores de riesgo de la enfermedad coronaria. Los 260 investigadores observaron de cerca y examinaron rigurosamente durante alrededor de un decenio a 15.000 pacientes que habían sufrido un infarto de miocardio, comparándolos con un número equivalente de individuos que no tenían ningún problema cardíaco. El estudio, realizado a escala mundial, incluía a hombres y mujeres de todas las edades, culturas y hábitos alimentarios. El resultado puede resultar chocante para quienes creen que un elevado nivel de colesterol LDL (el colesterol «malo») es un importante factor de riesgo a la hora de padecer un infarto. El estudio demuestra que eso no es cierto.

Según INTERHEART, el principal factor de riesgo para padecer un infarto de miocardio es la proporción anómala entre la *apolipoproteínaB (apoB)* y la *apoA1*. La apolipoproteína es un componente de la proteína del colesterol. La *apoB* es la proteína que se encuentra en la LDL, y la apoA1 es la que se halla en la HDL. La proporción ideal entre apoB y apoA1 es de 1:2. En otras palabras, un elevado nivel de colesterol malo (LDL) por sí solo no supone ningún riesgo importante para el corazón. Sin embargo, este mismo nivel de LDL es lo que hace que se prescriban medicamentos a base de estatinas para reducir el nivel de colesterolemia. Toda la atención se ha centrado en reducir el colesterol y mantenerlo bajo. Si esto se hace con fármacos, cabe prever que habrá problemas. Así, debido a los numerosos efectos secundarios dañinos de las estatinas, millones de personas sanas que no sospechan nada se han convertido ya en pacientes reales con enfermedades reales (causadas por medicamentos). Nadie les ha dicho nunca que un elevado nivel de colesterol no supone ningún riesgo para su corazón. Por cierto, que ningún paciente que yo conozca ha oído hablar jamás a su médico de la proporción *apo*. El estudio INTERHEART se realizó en 1994, en una época en que todavía no se conocían ampliamente otros importantes factores de riesgo, como los triglicéridos, la homocisteína y la proteína C-reactiva. En su informe, el equipo de investigadores de INTERHEART clasificó los principales riesgos de infarto de miocardio después de la proporción *apo* (de mayor a menor): el hábito de fumar, la diabetes, la hipertensión arterial, el exceso de grasa abdominal, el estrés, la ingesta insuficiente de frutas y verduras y la falta de ejercicio. Para gran sorpresa de los defensores interesados por la relación entre el colesterol y la cardiopatía, entre los riesgos enumerados no figuraba la hipercolesterolemia. En las conclusiones del estudio de 10 años de duración, los científicos escribieron que el riesgo relativo a la hora de padecer un infarto de miocardio puede reducirse alrededor de un 80 % haciendo simplemente tres cosas: comer mucha fruta y verdura, hacer ejercicio de manera regular y abstenerse de fumar. Puesto que no se ha demostrado que los medicamentos que reducen el colesterol también aminoren el riesgo de padecer un infarto, éstos brillan por su ausencia en la lista de recomendaciones del estudio, para gran pesar de los principales fabricantes de estatinas.

INTERHEART no es el único estudio amplio que ha destapado el significado de la proporción *apo*. En el curso de un estudio sueco, los investigadores hicieron el seguimiento de más de 175.000 hombres y mujeres durante más o menos cinco años y medio. El promedio de edad de los sujetos era de 48 años. Los investigadores estudiaron los principales indicadores considerados de riesgo, incluido el colesterol total, el colesterol LDL y HDL, los triglicéridos y las concentraciones de *apoB* y *apoA1*. En el curso del estudio fallecieron de un infarto de miocardio 864 hombres y 359 mujeres. Al comparar los análisis de sangre de estas víctimas de un infarto de miocardio con los de los demás participantes, los científicos descubrieron que el desequilibrio de la proporción *apo* era el indicador más fiable de riesgo de muerte por infarto entre todos los indicadores estudiados. La proporción *apo* fue el único indicador válido para todos los grupos de edad. Hallaron también que una proporción *apo* anómala implicaba el mismo riesgo de infarto de miocardio incluso en el caso de que el colesterol total, la LDL y los triglicéridos se situaran en la proporción normal.

Mi experiencia con cientos de enfermos del corazón me ha enseñado que si eliminan las proteínas animales de su dieta ayudan a restablecer las funciones normales del corazón, en algunos casos, en el plazo de seis semanas. Por eso he llegado a la conclusión de que una dieta con un elevado contenido proteínico, que es una de las dietas más acidulantes que nadie puede tomar, altera gravemente la proporción *apo* e induce una respuesta inflamatoria de las arterias coronarias. Ambos factores van de la mano y, como sabemos hoy en día, acarrean el mayor riesgo físico para la salud del corazón.

Insuficiencia renal

Mientras muchas personas tienen cálculos que les obstruyen los conductos biliares del hígado y la vesícula biliar, otras muchas viven también con una insuficiencia renal crónica no detectada. Cuando finalmente comienzan a aparecer síntomas, a menudo es demasiado tarde para subsanar el daño. Funcionarios de Sanidad calculan que nada menos que de 10 a 20 millones de estadounidenses, por ejemplo, sufren graves problemas renales. Pero, ¿qué tiene que ver esto con la enfermedad cardiovascular? Dos nuevos estudios publicados en septiembre de 2004 en el *New England Journal of Medicine (NEJM)* hallaron una clara correlación entre la insuficiencia renal crónica (incluso la menos grave) y la enfermedad cardiovascular, lo que hace que la prevención de la insuficiencia renal sea más importante que nunca.

En uno de los estudios, los investigadores examinaron los datos de tres años de los historiales médicos de más de un millón de pacientes (datos facilitados por el Kaiser Permanent Renal Registry de San Francisco). Los sujetos tenían como promedio una edad de 52 años. El equipo científico examinó con especial interés los resultados de un análisis de sangre que estima a qué velocidad son capaces los riñones de filtrar residuos del caudal sanguíneo (índice de filtrado glomerular o IFG). Los hallazgos del estudio revelaron que a medida que descendía el IFG aumentaban rápidamente los riesgos de padecer una enfermedad coronaria, un derrame cerebral, la hospitalización y la muerte. En los pacientes cuyo IFG era menor de 45, el riesgo de muerte aumentó un 17 %, y el riesgo de accidente cardiovascular más de un 40 %.

En el segundo estudio, realizado en la división cardiovascular del Brigham and Women's Hospital de Boston, los investigadores demostraron que los pacientes que habían sufrido un infarto de miocardio y cuyo IFG era inferior a 45 vieron aumentar su riesgo de muerte a más del 45 %. Después de señalar que factores comunes a la insuficiencia renal, como la albúmina de proteína en la orina, altos niveles de homocisteína, la inflamación y la anemia, pueden incrementar el riesgo de enfermedad cardiovascular y de muerte, los investigadores concluyeron que incluso una insuficiencia renal leve debería considerarse un importante factor de riesgo de complicaciones cardiovasculares tras un infarto de miocardio.

Para asegurarse de que los riñones sigan funcionando como es debido, cualquier persona debería mantener limpio el colon, el hígado y los propios riñones. La salud de los riñones depende en gran medida del buen rendimiento del sistema digestivo. Además, para que los riñones desempeñen su importante labor de filtrar la sangre, las membranas basales de los vasos capilares y las arterias que suministran sangre a los riñones deben estar libres de cualquier depósito de proteína. La salud de los riñones también depende de la capacidad de los conductos linfáticos para drenar los residuos del metabolismo renal y millones de células renales muertas cada día. La congestión del vaso linfático más grande del organismo (el conducto torácico) hace que los residuos refluyan a los riñones y lo ahoguen poco a poco en sus propios desechos y detritos celulares (*véase*, asimismo, la relación entre el hígado y los riñones en *Limpieza hepática y de la vesícula*). Entre los alimentos que más contribuyen a la congestión del sistema linfático están las proteínas de origen animal, la leche y el queso, el azúcar y los ácidos grasos trans, así como los productos desnatados y muy procesados.

Además de mantener limpios los principales órganos de eliminación de residuos, para prevenir la insuficiencia renal también es conveniente seguir una dieta baja en proteínas, ingerir de manera regular alimentos nutritivos, dormir entre las 10 de la noche y las 6 de la mañana para que el hígado y los riñones puedan llevar a cabo sus respectivas funciones, ocuparse de la propia salud emocional y seguir la mayoría de los consejos contenidos en este libro. Si mantenemos sanos nuestros riñones, poco tendrán que temer nuestros corazones.

Antibióticos y otros fármacos sintéticos

Cada día está más claro que los medicamentos destinados a erradicar cualquier síntoma de una enfermedad merman la salud del corazón. Cada vez que el organismo trata de eliminar las toxinas y los residuos acumulados en un resfriado, una infección vírica o cualquier otro proceso patológico que incluye una inflamación, el corazón tiene que asumir la difícil tarea de expulsar los materiales residuales nocivos liberados por los tejidos. Con cada nuevo intento de suprimir el dolor, la infección, el colesterol, etcétera, cada vez son menos los residuos que consigue expulsar del cuerpo. Una parte de los mismos acaban congestionando los conductos linfáticos encargados de drenar los residuos del metabolismo de los músculos cardíacos. Los antibióticos son uno de los principales culpables de este debilitamiento del corazón.

Durante muchos años se han recetado antibióticos muy alegremente, a menudo para infecciones como un simple resfriado o una gripe, en las que no tienen efecto alguno. Se sabe que los antibióticos no matan a los virus, sino tan sólo a las bacterias. Un estudio más reciente demuestra que la eritromicina, un antibiótico de uso común, que se emplea desde la década de 1950, puede inducir realmente un paro cardíaco.

Los cardiólogos durante mucho tiempo han tenido noticias del riesgo de paro cardíaco que comporta la administración intravenosa de eritromicina, pero este riesgo era menos conocido entre los médicos de cabecera, quienes a menudo lo recetan en forma de comprimidos para tratar un amplio espectro de infecciones. En este nuevo estudio, realizado por investigadores de la Vanderbilt University, se examinó el riesgo de paro cardíaco relacionado con la administración de eritromicina por vía oral, sola o en combinación con otros medicamentos. El estudio, publicado en el *New England Journal of Medicine* en octubre de 2004, se basa en el historial médico de más de 4.400 pacientes de Medicaid con un promedio de 15 años por paciente. Unos 1.475 sujetos sufrieron un paro cardíaco durante el tiempo que duró el estudio. Al analizar en detalle la medicación administrada a cada sujeto, los investigadores llegaron a los siguientes resultados:

• La tasa de muerte súbita por causas cardíacas fue dos veces superior entre los pacientes que tomaban eritromicina que los sujetos que no recibían este antibiótico.

- Dos medicamentos para la tensión arterial, comercializados en forma de genéricos, llamados verapamil y diltiazem, fueron asociados a un riesgo adicional de paro cardíaco si se tomaban junto con la eritromicina.
- Otros fármacos asociados a un mayor riesgo de ataque cardíaco si se toman con eritromicina son, por ejemplo, el antibiótico claritromicina, el medicamento fluconazol contra infecciones vaginales por hongos y otros dos remedios antifúngicos, itraconazol y ketoconazol.

De acuerdo con los investigadores, la eritromicina puede hacer que se disparen los niveles en sangre de estos medicamentos suplementarios, con lo cual la sangre se torna espesa y lenta. Esto puede dar lugar a una disminución de los latidos, lo que a su vez puede generar arritmias y ocasionar un paro cardíaco. En una entrevista con *Associated Press*, el investigador jefe del estudio, el doctor Wayne A. Ray, advirtió de que los niveles de eritromicina también pueden verse incrementados si se bebe zumo de pomelo o se toman inhibidores de la proteasa, que también se emplean para tratar el sida.

El mero hecho de que nuestro médico nos recete un fármaco no significa que sea seguro para nosotros. Se han llevado a cabo muy pocos ensayos sobre interacciones con otros medicamentos o con los alimentos comunes. Las recetas de fármacos pueden ser una ruleta rusa que nos puede tocar cuando entramos en la consulta del médico. La conclusión es que todos los fármacos contienen venenos que tienen efectos adversos para nuestra salud. El corazón paga el precio definitivo de estos «atajos» a la salud que se nos ofrecen continuamente y son objeto de tanta alabanza: «atajando» la vida de golpe.

El caso es que ninguna agencia de control de enfermedades ni ninguna administración, como la FDA estadounidense, pueden impedir que uno desarrolle una enfermedad grave o muera como consecuencia de la ingesta de un medicamento recetado. El escándalo del Vioxx, en septiembre de 2004, ha demostrado que no existen fármacos seguros. Vioxx, un fármaco muy utilizado contra la artritis, fue retirado del mercado por su fabricante, Merck & Co., después de que se filtraran pruebas de que su ingesta duplicaba el riesgo de padecer un ataque cardíaco o apopléjico. (A finales de 2007, Merck era objeto de 4.200 procesos estatales y federales relacionados con Vioxx que se tramitaban en juzgados de todo Estados Unidos). De acuerdo con la documentación, tanto el fabricante del producto como la FDA conocían la existencia de ese riesgo desde mediados de la década de 1990. El resultado de este secreto bien guardado es que como mínimo 27.000 personas sufrieron un infarto de miocardio o murieron por culpa del fármaco. El número de efectos secundarios, de muchos de los cuales no se ha informado, puede llegar a los centenares de miles.

Cada vez son más los medicamentos de los que se sospecha que son mortíferos. Bextra es el próximo. Según un estudio con más de 1.500 pacientes que habían sufrido previamente una intervención quirúrgica de corazón, los que fueron tratados con Bextra para calmar el dolor tenían más probabilidades de experimentar problemas cardíacos y de coagulación de la sangre que los que no habían tomado ningún medicamento. El derrame cerebral, el ataque cardíaco, la presencia de coágulos de sangre en los pulmones y en las venas profundas de las piernas son otras tantas secuelas posibles a partir de la mera ingesta de este fármaco. Nunca se ha estudiado de manera adecuada la seguridad de los medicamentos para la artritis. Vioxx, Celebrex, Bextra, Aleve y aspirina son puros venenos. Otro medicamento para la artritis, *cada* (Remicade), es sospechoso de provocar cáncer.

Sorprendentemente, muchas personas han quedado tan cegadas con las hábiles campañas y métodos publicitarios de lavados de cerebro que ni siquiera imaginan que se están envenenando de manera sistemática al apoyar y mantener el negocio más lucrativo que existe aparte del petróleo: la industria farmacéutica. Una investigación publicada por CNN el 26 de septiembre de 2007 reveló que en Estados Unidos los médicos extienden cada año 56 millones de recetas de medicamentos que ni siquiera han sido aprobados por la FDA. El 2 % de todos los fármacos de venta con receta en Estados Unidos, por ejemplo, no están respaldados por la investigación científica y pueden ser fatales para los pacientes no informados. Aunque parezca mentira, la FDA reconoce que expide permisos a cualquier laboratorio que desee vender un fármaco, con independencia de si se ha demostrado o no que es seguro o efectivo.

Lo que cabe preguntarse ante todo es cómo va a confiar nadie su vida a unos fabricantes de medicamentos cuyo único propósito es mantener vigente el negocio de la enfermedad asegurándose de que sus productos causen más problemas para la salud que los que resuelven. En la mayoría de los casos, el hecho de recetar medicamentos que pretenden aliviar los síntomas de una enfermedad no sólo es un enfoque peligroso, sino también acientífico e inmoral.

Acabar con el mito del vínculo entre colesterol y cardiopatía

¿Por qué no se ha visto nunca una vena del cuerpo obstruida por un cúmulo de colesterol? ¿Por qué el colesterol se adhiere a las paredes de las arterias, mientras que no lo hace en las venas? ¿Es en realidad la naturaleza adherente del colesterol la que explica el bloqueo de paredes vasculares sanas?

Las respuestas a estas preguntas pueden depararnos una sorpresa. El organismo utiliza, efectivamente, la lipoproteína llamada colesterol como una especie de venda para cubrir los rasguños de las paredes arteriales dañadas como lo hace con cualquier otra herida. El colesterol no es nada más y nada menos que un salvavidas. Sin embargo, en los últimos 38 años, esta lipoproteína ha sido estigmatizada como causante de la enfermedad más mortífera de los países ricos: las cardiopatías.

Esto es lo que dice la teoría: por motivos que en realidad se desconocen, una forma de colesterol que se ha ganado el epíteto de «malo» aumenta de alguna manera en el flujo sanguíneo de millones de personas en nuestros días; se adhiere a las paredes de las arterias y finalmente impide que llegue oxígeno y nutrientes a los músculos del corazón. Así, los médicos urgen a la población a que reduzcan la ingesta o prescindan totalmente en su dieta de grasas que contienen colesterol para poder vivir sin miedo a sufrir una oclusión arterial o a morir de un infarto de miocardio. La seria preocupación de ser atacados por esta lipoproteína «maligna» ha dado pie finalmente al desarrollo de tecnologías innovadoras que permiten incluso extraer el colesterol del queso, los huevos y las salchichas, de modo que estos alimentos «mortíferos» se tornan «seguros» para el consumidor. Los productos pretendidamente bajos en colesterol, como la margarina o los productos *light*, se han convertido en una alternativa popular de «comida sana».

El colesterol no es el culpable

Sin embargo, como ha demostrado el estudio INTER-HEART, entre otros, el colesterol no es ni mucho menos un importante factor de riesgo cardiovascular. Un estudio anterior, patrocinado por el Ministerio de Investigación y Tecnología de Alemania, demostró que no existe ninguna relación precisa entre el colesterol de los alimentos y el colesterol de la sangre. Todavía más sorprendente es el hecho de que en Japón hayan aumentado los niveles de colesterol en sangre durante los últimos años, mientras que el número de ataques cardíacos ha disminuido. El estudio de salud más amplio que jamás se ha llevado a cabo sobre los riesgos cardiovasculares tuvo lugar en China. Como tantos otros estudios similares, el estudio chino no halló ninguna relación entre la enfermedad cardiovascular y el consumo de grasas animales.

En un estudio cardiológico de ocho años de duración, los investigadores observaron a 10.000 personas con elevados niveles de colesterol. La mitad de ellas recibieron un medicamento de éxito basado en estatinas. A las demás se les dijo que simplemente tomaran una dieta normal e hicieran suficiente ejercicio. Los resultados fueron una gran sorpresa para los científicos. Aunque el medicamento a base de estatinas redujo el nivel de colesterol en suero, esto no repercutió en modo alguno en la tasa de mortalidad, en el número de ataques al corazón no mortales y en la incidencia de la enfermedad cardiovascular con resultado de muerte. En otras palabras, los consumidores de estatinas no mostraron ninguna ventaja con respecto a quienes no habían recibido tratamiento alguno. Sin embargo, se habían pasado ocho años tomando un medicamento costoso con espantosos efectos secundarios, como el riesgo de fallo hepático, desgaste muscular e incluso muerte súbita. La reducción del nivel de colesterol mediante la administración de medicamentos o la ingesta de dietas bajas en grasa no reduce el riesgo de desarrollar una enfermedad cardiovascular.

Todos los principales estudios europeos de larga duración sobre el colesterol han confirmado que una dieta baja en grasas no reduce el nivel de colesterol en sangre en más del 4 %, y que en la mayoría de los casos lo hace en un 1 o un 2 %. Puesto que los errores de medición suelen ser superiores al 4 % y los niveles de colesterol aumentan de forma natural en un 20 % en otoño para descender de nuevo durante el invierno, las compañas contra el colesterol lanzadas desde finales de la década de 1980 han sembrado mucha confusión, por no decir más. Un estudio más reciente de Dinamarca que incluyó a 20.000 hombres y mujeres, en efecto, ha demostrado que la mayoría de pacientes del corazón tienen niveles de colesterol normales. La conclusión es que no se ha demostrado que el colesterol sea un factor de riesgo.

La visión que tienen actualmente los médicos acerca de la cuestión del colesterol es más que incompleta. El argumento de que la experimentación animal con conejos confirma que los alimentos grasos provocan el endurecimiento de las arterias suena convincente, pero sólo si se omiten los siguientes hechos:

1. Los conejos responden con una sensibilidad 3.000 veces mayor al colesterol que los humanos, y aunque por naturaleza son animales no carnívoros, son alimentados a la fuerza con cantidades excesivas de yema de huevo y sesos para demostrar que los alimentos que contienen colesterol son nocivos.

2. El ADN y los sistemas enzimáticos de los conejos no están concebidos para el consumo de ácidos grasos, y si pudieran escoger, estos animales nunca comerían huevos o sesos.

La muerte en las grasas trans

Es evidente que las arterias de estos animales sólo tienen una capacidad extremadamente limitada para responder al daño causado por unas dietas tan inadecuadas. Durante más de tres décadas y media, la civilización occidental ha pensado que las grasas animales eran la causa principal de la enfermedad cardiovascular de origen alimentario. Esta desinformación se puso de relieve cuando los ataques al corazón empezaron a aumentar cuando el consumo de grasas animales había disminuido. Así lo comprobó un estudio británico, que reveló que las zonas del Reino Unido en que la gente consumía más margarina y menos mantequilla tenían las tasas más elevadas de infartos. Otros estudios mostraron que los pacientes que habían sufrido un ataque al corazón eran los que habían consumido menos grasas animales.

En este contexto es importante distinguir entre grasas procesadas y no procesadas. Se ha descubierto que las personas que han fallecido a causa de un infarto de miocardio tenían muchos más ácidos grasos nocivos, derivados de aceites vegetales parcialmente hidrogenados, en sus tejidos grasos que los que habían sobrevivido. Estas llamadas grasas «defectuosas» (ácidos grasos trans) envuelven y congestionan las membranas de las células, incluidas las que forman el corazón y las arterias coronarias. De este modo, las células se ven privadas, de hecho, de oxígeno, nutrientes y agua, y finalmente mueren. En otro estudio más amplio, 85.000 enfermeras empleadas en hospitales estadounidenses observaron un mayor riesgo cardiovascular en pacientes que consumían margarina, patatas chip, bollos, galletas, pasteles y pan blanco, alimentos que contienen grasas trans.

Comer margarina puede ser un factor de aumento del 53 % de la enfermedad coronaria en mujeres en comparación con la ingesta de la misma cantidad de mantequilla, de acuerdo con un reciente estudio de Harvard Medical.

Al mismo tiempo que aumenta de manera evidente el nivel de colesterol LDL, la margarina reduce el del colesterol HDL beneficioso. También agrava hasta cinco veces el riesgo de padecer cáncer. La margarina suprime tanto la respuesta inmune como la respuesta de insulina. Este producto altamente procesado y artificial es prácticamente indestructible, y se diferencia del plástico tan sólo por una molécula. Las moscas, las bacterias, los hongos, etcétera no se acercarán porque carece de valor nutritivo y no podrían descomponerlo. Puede perdurar años, no sólo fuera del cuerpo, sino también dentro. Es indudable que comer grasas rancias y deterioradas o grasas trans puede destruir cualquier organismo sano y, por tanto, debería evitarse.

Ya en 1956, en la publicación *The Lancet* se advertía de que «las enfermedades coronarias son en gran parte una enfermedad claramente prevenible, pero a expensas de una total revolución en nuestros hábitos dietéticos habituales. Es posible que las plantas de hidrogenación de nuestra moderna industria alimentaria hayan contribuido a causar esta enfermedad». La persistencia con que gobiernos y médicos ignoran este hecho ha contribuido a la muerte innecesaria de millones de personas durante las últimas cinco décadas.

Resumamos los puntos más importantes mencionados anteriormente:

- Es muy peligroso aconsejar «mantener baja la ingesta de grasas». Para digerir las grasas de manera adecuada y hacer buen uso de ellas, necesitamos que de un 15 a un 20 % de nuestros alimentos contengan grasas y aceites naturales.

- Si deseamos deshacernos del exceso de grasa de nuestro organismo necesitamos tomar más grasas naturales y evitar las grasas insanas, tóxicas. No tomar grasas naturales ralentiza la digestión y el metabolismo y, por consiguiente, actúa acumulando grasa. Los animales criados en granjas privados de grasas y alimentados con hidratos de carbono se vuelven más hambrientos, comen más y almacenan más grasa con rapidez. Cada célula de nuestro cuerpo necesita grasas saludables derivadas de ácidos grasos esenciales.

- El organismo no puede procesar y utilizar la margarina y los aceites hidrogenados. Comer grasas artificiales hace que las membranas celulares, las arterias y el corazón se obstruyan y provoquen problemas de desarrollo en el cerebro de niños y adultos. Los investigadores las consideran como una causa principal de muerte, y hay lugares en Europa en las que están controladas o incluso prohibidas. Pero los países de habla inglesa se resisten a la prohibición de estos alimentos a causa de la enorme presión de la industria alimentaria.

Sano hoy, enfermo mañana

Por desgracia, el elevado nivel de colesterol en sangre o *hipercolesterolemia* se ha convertido en el problema de salud que más preocupa en el siglo XXI. En realidad, se trata de una dolencia inventada que no se manifiesta como tal. Hasta las personas más sanas pueden tener elevados niveles de colesterol en suero sin que ello suponga un peligro para su salud. Pero se convierten al instante en pacientes cuando un análisis de sangre rutinario revela que tienen «un problema de colesterol».

Puesto que sentirse bien es en realidad un síntoma de hipercolesterolemia, la cuestión del colesterol ha confundido a millones de personas. Ser declarado enfermo cuando uno se siente realmente bien es, desde luego, un mal trago. Por ello, el médico tendrá que hacer grandes esfuerzos para convencer a sus pacientes de que están enfermos y que necesitan tomar uno o varios medicamentos caros durante el resto de sus días. Estos individuos sanos pueden padecer una depresión cuando les dicen que tendrán que tomar todos los días medicamentos potencialmente dañinos para reducir sus niveles de colesterol, y ello durante mucho tiempo. Cuando, además, se enteran de que tendrán que someterse a controles y análisis de sangre regulares, se acaba su vida placentera y libre de preocupaciones.

No se puede culpar a estos médicos del error garrafal de convertir personas sanas en pacientes. Detrás de ellos se halla toda la fuerza del gobierno de países como Estados Unidos, los medios de comunicación, los colegios de médicos, las agencias y, por supuesto, los laboratorios farmacéuticos. Todos ellos han contribuido a ejercer una presión incesante al divulgar el mito del colesterol y convencer a la población de que el elevado nivel de colesterol es el principal enemigo. Nos dicen que tenemos que combatirlo con todos los medios a nuestro alcance para mantenernos a salvo de las horribles consecuencias de la hipercolesterolemia.

La definición de un nivel de colesterol «sano» ha sido objeto de repetidos ajustes durante los últimos 30 años, lo que sin duda no refuerza la confianza en un sistema médico que pretende fundamentarse en principios científicos. En los albores de la medición de los niveles de colesterol, una persona en situación de riesgo era cualquier hombre de mediana edad cuyo nivel de colesterol era superior a 240 y presentaba otros factores de riesgo, como el hábito de fumar o el sobrepeso.

Después de ajustar los parámetros durante la Conferencia de Consenso sobre el Colesterol, celebrada en 1984, la población se vio golpeada por una onda expansiva. A partir de entonces, cualquier persona (hombre o mujer) con un nivel de colesterol total de 200 mg por 100 ml podía recibir el temido diagnóstico y una receta de pastillas. La afirmación de que 200 mg de colesterol en suero es normal y que todo lo que supera esa cifra es peligroso, no obstante, carece de base científica. Al menos, en eso coinciden todos los principales estudios sobre el colesterol. De hecho, un informe publicado en 1995 en el *Journal of the American Medical Association* no presentó ninguna prueba de que existiera un vínculo entre un nivel elevado de colesterol en mujeres con su posterior condición cardiovascular. Aunque se considera completamente normal que una mujer de 55 años de edad tenga un nivel de colesterol de 260 mg por 100 ml, a la mayoría de las mujeres de esa edad no se lo explican. También muchos trabajadores sanos muestran un nivel medio de 250 mg por 100 ml con grandes fluctuaciones en ambos sentidos.

La falta de pruebas de alguna relación entre un elevado nivel de colesterol y un mayor riesgo cardiovascular, sin embargo, no detuvo el lavado de cerebro impulsado a gran escala. En Estados Unidos, por ejemplo, al 84 % de todos los hombres y al 93 % de todas las mujeres de 50 a 59 años de edad con elevados niveles de colesterol se les dijo de repente que su dolencia cardiovascular necesitaba un tratamiento. Las teorías sin demostrar, pero promovidas a bombo y platillo, sobre el colesterol nos convirtieron a la mayoría de nosotros en pacientes de una dolencia que probablemente nunca padeceremos. Por fortuna, no todos han seguido el consejo de someterse a un control de su nivel de colesterol, pero, por desgracia, son millones las personas que cayeron en la trampa de la desinformación.

Para empeorar las cosas, el nivel de colesterol oficialmente aceptable se ha reducido ahora a 180. Si una persona ya ha sufrido un infarto, el cardiólogo le dirá que tome estatinas para reducir su nivel de colesterol, aunque ya lo tenga muy bajo. Desde el punto de vista de la medicina convencional, cuando una persona sufre un infarto de miocardio, la única explicación es que tiene el nivel de colesterol demasiado alto. Entonces hay que condenarle de por vida a tomar estatinas y a una insípida dieta baja en grasas. Pero incluso si uno no ha tenido todavía ningún problema cardíaco, no por ello deja de ser candidato a un posible tratamiento. Dado que hay tantos niños que ya muestran signos de un elevado nivel de colesterol, tenemos a toda una nueva generación que está condenada a ser presa de dicho tratamiento. En efecto, las normas en vigor ya prescriben pruebas de colesterol y las terapias correspondientes para jóvenes adultos e incluso niños. Los medicamentos a base de estatinas que utilizan los médicos para reducir los niveles de colesterol son Lipitor (atorvastatina), Zocor (simvastatina), Mevacor (lovastatina) y Pravachol (pravastatina). Si se decide seguir el consejo del médico y tomar uno de estos fármacos, se hará bien en leer la lista de efectos secundarios para estar al tanto de los riesgos que se corre.

Si uno desea obtener información objetiva y desinteresada sobre el colesterol, organismos como los National Institutes of Health (la sanidad pública) y el Colegio de Cardiología de Estados Unidos no son, desde luego, las fuentes idóneas. Hasta hace poco tiempo pretendían mantener el nivel de colesterol total de cada persona por debajo de 150. Después, en 2001, admitieron por fin que no tenía mucho sentido medir los niveles de colesterol total, de modo que comenzaron recomendando un nivel de LDL inferior a 100. Ahora quieren mantener este nivel por debajo de 70. Cada vez reducen más el nivel aconsejado, con lo que aumenta vertiginosamente el número de «pacientes» que precisan un tratamiento y, junto con ellos, el volumen de los ingresos de los fabricantes de medicamentos. Al verse respaldados de manera oficial por estos organismos, los médicos se sienten motivados, por no decir obligados, a recetar estos costosos fármacos a sus nuevos pacientes. Las amplias campañas publicitarias de los gigantes farmacéuticos ya han lavado el cerebro al grueso de la población, haciéndole creer que necesita estos medicamentos para prevenir con seguridad cualquier infarto de miocardio inesperado. Aunque un médico conozca la verdad que oculta el engaño del colesterol, estos pacientes atemorizados exigirán que les recete algo. Esto no sólo afecta a la salud de cada uno, sino también a su futuro económico. Las ventas masivas de estos fármacos más consumidos de todos los tiempos empujan al alza los costes de la sanidad hasta niveles que socavan las perspectivas de crecimiento económico y hacen que el cuidado básico de la salud quede fuera del alcance de un número creciente de personas. El lavado de cerebro de la población con esta desinformación es tan profundo que esta crisis financiera en ciernes no parece preocuparle mucho.

En 2004 ya había 36 millones de candidatos al consumo de estatinas en Estados Unidos, por ejemplo, de los que 16 millones tomaban Lipitor. Cuando el nivel oficial de LDL descienda a 70 habrá 5 millones de personas más en la lista. A un precio de venta al público de 272,37 dólares y un coste efectivo de 5,80 dólares por una dosis mensual de Lipitor, se entiende por qué la industria farmacéutica está tan interesada en impulsar las ventas de sus fármacos y convertirlos en productos de consumo masivo.

Qué pueden causar las estatinas

Las estatinas son medicamentos que inhiben la producción de colesterol. Actualmente, la mayoría de las personas pensarán que es bueno. Las estatinas consiguen reducir el colesterol inhibiendo la producción en el organismo de *mevalonato,* un precursor del colesterol. Cuando el cuerpo genera menos mevalonato, las células producen menos colesterol y, por tanto, disminuye también el nivel de colesterol en sangre. Esto puede parecer correcto a la mayoría de las personas. Sin embargo, el mevalonato también es un precursor de otras sustancias que desempeñan muchas funciones biológicas que sin duda nadie querría infravalorar.

Los medios de comunicación y los médicos insisten en que el principal objetivo es acabar con el exceso de colesterol para que no obstruya las arterias y provoque ataques al corazón. Sin embargo, este planteamiento más bien simplista nos llevará por el camino de la amargura. Al contrario de lo que sabemos sobre la importancia real del colesterol, quieren hacernos creer que esta sustancia fundamental es un elemento peligroso que no hace más que arruinarnos la vida.

El caso es que cada célula de nuestro organismo necesita colesterol para sobrevivir en un medio acuoso y evitar que su membrana se agriete o se vuelva porosa. Aunque ésta sea una función muy importante del colesterol, la siguiente es del todo imprescindible para prevenir un infarto de miocardio.

Si la dieta que tomamos contiene muchos compuestos ácidos, como proteínas cárnicas, azúcar y grasas trans, las membranas celulares resultan fácilmente dañadas y han de ser reparadas. Para llevar a cabo esta reparación, el organismo libera gran cantidad de hormonas corticoides que hacen que se aporte más colesterol a las células. Como podemos ver, una de las numerosas tareas del colesterol consiste en reparar los tejidos dañados. Se sabe que éstos contienen gran cantidad de colesterol, incluidos los que forman las arterias. En otras palabras, cuando una arteria resulta dañada debido a un ataque ácido o a la acumulación de proteínas en sus paredes, lo más probable es que el cuerpo utilice colesterol para repararla. El aumento de la demanda de colesterol desencadena una respuesta natural del hígado, que es capaz de cuadruplicar la producción si hace falta. El hecho de que esta respuesta de emergencia comporte un aumento del nivel de colesterol en sangre no sólo es de sentido común, sino también deseable. Evidentemente, esto puede obligarnos a cambiar cualquier prejuicio negativo que tengamos con respecto al papel del colesterol en el organismo. El colesterol no es nuestro peor enemigo, sino nuestro mejor amigo.

Hay otras muchas razones, además de proteger nuestra salud, por las que no debemos intervenir en el sofisticado mecanismo de producción de colesterol que ejerce el organismo (mecanismo que se describe más adelante). Cuando pasamos por encima de este mecanismo vital o lo alteramos para reducir el colesterol, provocamos un verdadero problema. Y esto es precisamente lo que hacen las estatinas administradas para reducir el colesterol. Si el organismo tiene motivos para aumentar los niveles de colesterol en sangre, lo hace tan sólo para protegerse. La reducción artificial del colesterol en sangre mediante remedios sintéticos suprime esta acción protectora y puede generar muchísimos problemas de salud, empezando con la interrupción de la producción de hormonas adrenales. Esto puede provocar las siguientes dolencias:

- Problemas de glucemia (azúcar en sangre).
- Edema (acumulación de líquidos en los tejidos).
- Deficiencias de minerales.
- Inflamación crónica.
- Dificultades de curación.

- Alergias.
- Asma.
- Pérdida de la libido.
- Infertilidad.
- Diversos trastornos del aparato reproductor.
- Lesiones cerebrales.

El último efecto citado –lesiones cerebrales– puede ser uno de los más problemáticos que se derivan del uso prolongado de estatinas. Un estudio de control de casos publicado en 2002 por la Academia de Neurología de Estados Unidos reveló que la exposición prolongada a las estatinas puede incrementar sustancialmente el riesgo de polineuropatía, un trastorno neurológico que ocurre cuando numerosos nervios periféricos de todo el cuerpo funcionan mal al mismo tiempo.

El problema de los nuevos medicamentos a base de estatinas es que *no* producen efectos secundarios inmediatos, como era el caso de los fármacos utilizados anteriormente para reducir el colesterol. Estos antiguos medicamentos impedían su absorción por el intestino, dando lugar a náuseas, indigestión y estreñimiento. Su efectividad era mínima y el grado de satisfacción de los clientes muy bajo. Los nuevos medicamentos a base de estatinas causaron furor de un día para otro porque permitían reducir 50 puntos el nivel de colesterol sin ningún efecto secundario importante que se manifestara de inmediato. Gracias a la falsa noción de que el colesterol es el causante de la enfermedad cardiovascular, las estatinas se han convertido en el remedio milagroso del siglo XXI y en el principio activo de los medicamentos más vendidos de todos los tiempos. La promesa de los grandes laboratorios es que si uno sigue tomando sus fármacos durante toda la vida, siempre estará protegido frente a la enfermedad más mortífera para el ser humano. Sin embargo, la ecuación encierra dos importantes fallos. El primero es que nunca se ha demostrado que el colesterol sea la causa de la enfermedad cardiovascular. El segundo es que, al reducir el colesterol con la ayuda de las estatinas, se puede hacer que el cuerpo enferme gravemente. La industria se enfrenta ahora a un número creciente de informes que enumeran los efectos secundarios que se ponen de manifiesto muchos meses después del comienzo del tratamiento.

En un estudio de 1999 del hospital de Santo Tomás, en Londres, se descubrió que el 36 % de los pacientes que tomaban la dosis máxima de Lipitor tuvieron efectos secundarios y que el 10 % de los pacientes que tomaban la dosis mínima también los mencionaron. El aumento constante de efectos secundarios patentes y ocultos (como la lesión hepática) no tiene nada de extraño. Los «beneficios» de Lipitor observados en una fase temprana del estudio iniciado con miras a la aprobación del medicamento fueron tan convincentes que el estudio se suspendió unos dos años antes de lo previsto. El ensayo clínico no duró lo suficiente para demostrar que Lipitor tiene efectos secundarios a largo plazo que pueden ser devastadores para la vida humana. Los efectos secundarios de Lipitor, entre otros, son aerofagia, dolor de estómago o calambres, diarrea, estreñimiento, ardor de estómago, jaqueca, visión nublada, aturdimiento, sarpullidos o prurito, estómago revuelto, dolores musculares, flojera, calambres musculares o debilidad acompañada o no de fiebre. Cualquier producto que altere de manera continua la digestión de los alimentos puede causar prácticamente cualquier tipo de enfermedad, como cardiopatías, cáncer, diabetes, esclerosis múltiple, la enfermedad de Alzheimer, trastornos cutáneos, reumatismo, etcétera.

Los efectos secundarios más frecuentes son los dolores musculares y la debilidad. La doctora Beatrice Golomb, de San Diego, California, está llevando a cabo actualmente una serie de estudios sobre los efectos secundarios de las estatinas. Golomb ha observado que el 98 % de los pacientes que toman Lipitor y un tercio de los que toman Mevachor (una dosis más baja de estatina) tenía problemas musculares, como fuertes dolores en la pantorrilla y dolores de pie. Cada vez más pacientes de larga duración (a partir de tres años) experimentan dificultades con el habla, problemas de equilibrio y fatiga grave. Estos efectos secundarios comienzan a menudo con trastornos del sueño. Pueden afectar a habilidades motrices de precisión y mermar las funciones cognitivas. No es raro observar una pérdida de memoria. Cuando los pacientes dejan de tomar estatinas, los síntomas suelen reducirse o desaparecer.

Un estudio alemán más reciente, publicado el 25 de julio de 2005 en *The New England Journal of Medicine*, descubrió que los medicamentos a base de estatinas para reducir el colesterol no sólo no ayudan a los enfermos graves de diabetes, sino que también pueden duplicar su riesgo de sufrir una apoplejía mortal.

En realidad, incluso pueden incrementar enormemente el riesgo de padecer un infarto de miocardio por el hecho de reducir el nivel de una importante enzima hepática, CoQ10. Esta enzima protege al cuerpo de cardiopatías y distrofias musculares, de la enfermedad de Parkinson, de cáncer y diabetes. La ingesta de CoQ10 como suplemento, en cambio, apenas comporta ventaja alguna. En otras palabras, la administración de estatinas puede condenar al paciente a una degeneración progresiva que no podrá detener a menos que deje de tomar medicamentos tan peligrosos.

En mi propia consulta he podido observar que los consumidores regulares de estatinas acumulan una cantidad excesiva de cálculos de colesterol en los conductos biliares del hígado y la vesícula, que puede provocar, a su vez, un gran número de enfermedades crónicas (*véase La limpieza del hígado y de la vesícula biliar* para más detalles).

Antes de decidirse a tomar Lipitor u otras estatinas conviene reflexionar sobre cuatro cuestiones básicas:

- Si una persona es alérgica a cualquier otro medicamento, debe informar al médico y al farmacéutico. Esto plantea, por supuesto, la cuestión del número de pacientes que siguen este consejo.
- Se supone que se ha de informar al médico y al farmacéutico de los medicamentos recetados o no recetados que está tomando, especialmente fármacos antiácidos o antifúngicos, como otraconazol (Sporanox) y ketoconazol (Nizoral); digoxina (Lanoxin), eritromicina, medicamentos inmunosupresores como ciclosporina (Neoral, Sandimmune), anticonceptivos orales (píldoras para evitar el embarazo), otros medicamentos que reducen el colesterol, como la colestiramina (Ques-

tran), colestipol (Colestid), gemfibrozil (Lopid), niacina (ácido nicotínico) y vitaminas. Puede que uno se pregunte cuántas personas siguen este consejo y cuántos médicos piden esta información a sus pacientes.

- Si se ha padecido o padece alguna enfermedad hepática o renal, una infección grave, hipotensión arterial o ataques epilépticos hay que informar al médico de ello.

- ¿Cuántas personas saben realmente si tienen los conductos biliares del hígado repletos de piedras, si los riñones contienen gran cantidad de cálculos o si su tensión arterial es inferior a la aceptable?

- Hay que informar al médico si se está embarazada o se pretende tener un hijo o se está amamantando a un bebé. Si una mujer se queda embarazada cuando toma Lipitor/atorvastatina, en realidad debería dejar de tomar este medicamento y acudir inmediatamente al médico, ya que puede dañar al feto. Si el fármaco puede dañar al feto, tal vez tenga que preguntarse qué más daños puede causar.

- Si uno se va a someter a una intervención quirúrgica, aunque sea la extracción de una muela, debe informar al médico o dentista de que está tomando Lipitor/atorvastatina. *¿Cuántas personas se acuerdan de hacerlo?*

- Conviene consultar al médico sobre el consumo seguro de alcohol durante el tratamiento con Lipitor. El alcohol incrementa los efectos secundarios causados por Lipitor/atorvastatina. *Muchos médicos olvidan explicar a los pacientes los riesgos potenciales con respecto al alcohol, y muchos pacientes hacen caso omiso de cualquier advertencia, a menudo con consecuencias graves.*

- Debe evitarse cualquier exposición innecesaria o prolongada a la luz solar o, en todo caso, llevar ropa protectora, gafas de sol y una crema de protección solar. Lipitor/atorvastatina hace que la piel se vuelva sensible a la luz solar. *La afección ha de ser bastante grave cuando el sol se torna tan peligroso que uno ha de ocultarse de él. La falta de exposición al Sol reduce los niveles de vitamina D e incrementa con ello el riesgo de padecer cáncer y otras muchas enfermedades.*

- Para que los medicamentos tengan efecto, es preciso seguir una dieta baja en colesterol y en grasa. Este tipo de dieta incluye queso fresco, leche desnatada, pescado (no enlatado en aceite), verduras, pollo, clara de huevo, aceites poliinsaturados y margarinas (aceites de maíz, cártamo, canola y soja). Hay que evitar los alimentos que contengan demasiada grasa, como carne (especialmente hígado y carnes grasas), yemas de huevo, leche entera, nata, mantequilla, manteca, bollería, pasteles, galletas, mantequilla de cacahuete, chocolate, olivas, patatas chip, coco, queso (salvo el queso fresco), aceite de coco, aceite de palma y alimentos fritos.

¿Protege la aspirina realmente de las enfermedades coronarias?

Si a uno le diagnostican un fallo cardíaco y se somete al tratamiento recomendado tomando fluidificadores de la sangre o anticoagulantes como *aspirina* o *cumarina*, es muy probable que su salud corra un grave riesgo. En un estudio reciente, los investigadores compararon las terapias de fluidificación de la sangre con la ausencia total de un tratamiento antitrombótico. No sólo no hallaron ninguna ventaja con dichas terapias, sino también riesgos de nuevas complicaciones. Entre los participantes había 279 pacientes a los que se había diagnosticado un fallo cardíaco que requería una terapia diurética. Los sujetos fueron divididos en tres grupos: unos recibieron aspirina, otros warfarina y los demás no se sometieron a ninguna terapia antitrombótica.

Resultados del estudio
- La aspirina y la warfarina no mejoraron de manera apreciable la salud de los pacientes.
- No pareció existir ninguna diferencia sustancial de los índices de mortalidad, de infartos de miocardio no fatales o derrames cerebrales no fatales entre los tres grupos de pacientes del estudio.
- Los pacientes del grupo de la aspirina tenían mayores posibilidades de sufrir graves problemas gastrointestinales.
- Principalmente, en los miembros de los grupos de aspirina y warfarina se observaron casos de pequeñas hemorragias.
- Los pacientes del grupo de la aspirina tenían el doble de probabilidades que los pacientes del grupo de warfarina de tener que hospitalizarse debido a complicaciones cardiovasculares, en particular casos cada vez peores de fallo cardíaco durante los primeros 12 meses siguientes al final del estudio.
- La warfarina resultó ineficaz y debería eliminarse como opción terapéutica.

Medicamentos muy populares como la aspirina, el ibuprofeno y el acetaminofeno pueden aumentar la tensión arterial y el riesgo de padecer una cardiopatía en los hombres, según los hallazgos publicados en *Archives of Internal Medicine*. Los hombres que tomaron estos medicamentos casi todos los días de una semana tenían un 33 % más de probabilidades de presentar un diagnóstico de hipertensión arterial que los hombres que no los tomaron, según observaron los investigadores. Los nuevos hallazgos corroboran las conclusiones de un estudio publicado en 2002, según las cuales dichos medicamentos aumentan la tensión arterial en las mujeres.

«Se trata de una causa de hipertensión arterial que puede prevenirse», declaró el doctor John Forman, del Brigham and Women's Hospital de Boston, quien dirigió el estudio.

El principal problema de la aspirina es que millones de personas la toman por toda clase de motivos, como, por ejemplo, para «tratar» cualquier dolor de cabeza anodino, artritis, tirones musculares y otros achaques, así como para «reducir» el riesgo de padecer un infarto de miocardio y un derrame cerebral. La aspirina y otros medicamentos antiinflamatorios no esteroideos (AINE) pueden reducir la capacidad de los vasos sanguíneos para dilatarse y también pueden ocasionar la retención de sodio; ambos factores pueden aumentar, a su vez, la tensión arterial. En el mismo contexto, se ha descubierto que los inhibidores COX-2 (medicamentos recetados para la artritis que se consideran más seguros que los AINE) incrementan, efectivamente, el riesgo de padecer un infarto de miocardio y causar un derrame cerebral.

Partiendo de los resultados de estos estudios, el tratamiento del fallo cardíaco no debería contemplar la administración de medicamentos fluidificantes de la sangre como la aspirina. Es relativamente fácil mantener la sangre fluida mediante una dieta vegetariana equilibrada, bebiendo cantidades suficientes de agua, evitando los alimentos y bebidas diuréticos, manteniendo un horario regular para las comidas y el sueño y realizando una limpieza de hígado, riñones y colon.

Los peligros del colesterol bajo

En lugar de preocuparse por los niveles altos de colesterol, parece que haríamos mejor en hacerlo por los niveles bajos, que comportan un riesgo importante de padecer cáncer, enfermedades mentales, derrames cerebrales, suicidio, hepatitis, anemia y sida. Unos estudios realizados en importantes hospitales alemanes han comprobado que los niveles bajos de colesterol están relacionados con elevadas tasas de mortalidad. Cuando los niveles de colesterol descendieron a 150 mg por cien, dos de cada tres pacientes afectados murieron. La mayoría de los pacientes con elevados niveles de colesterol se recuperaron de todas las dolencias que tenían. Asimismo, la longevidad en las residencias de ancianos está asociada a niveles de colesterol más bien altos. Unos estudios recientes, publicados en el *British Medical Journal* (*BMJ*), indican que un nivel bajo de colesterol total en sangre podría incrementar el riesgo de suicidio.

Un estudio publicado en *The Lancet* en 1997 demostró que los niveles altos de colesterol están asociados a la longevidad, especialmente entre las personas ancianas. La investigación sugiere que las personas mayores con altos niveles de colesterol viven más tiempo y tienen menos probabilidades de morir de cáncer o de una infección. Médicos del hospital de Reikyavik y de la Clínica de Prevención de Cardiopatías de Islandia han señalado que los principales estudios sobre el colesterol no habían incluido a personas ancianas. Por tanto, cuando estudiaron la mortalidad total y el colesterol en sangre de los mayores de 80 años, observaron que los hombres con niveles de colesterol superiores a 6,5 tenían una tasa de mortalidad equivalente a la mitad de aquellos cuyo nivel de colesterol era de alrededor de 5,2, el nivel «sano». En apoyo a este hallazgo, científicos que trabajan en el Centro Médico de la Universidad de Leiden, en los Países Bajos, observaron: «por cada mmol/l de aumento del colesterol total se produce un descenso de la mortalidad del 15 %». Un estudio realizado entre los maoríes en Nueva Zelanda demostró que quienes tenían los niveles más bajos de colesterol en sangre presentaban las tasas de mortalidad *más altas*.

El estudio del corazón de Framingham también comportó hallazgos similares. Cuarenta años después del inicio del estudio del corazón de Framingham, los investigadores examinaron la mortalidad total y el colesterol. Descubrieron que «no hubo una mayor mortalidad total con niveles altos o bajos de colesterol en suero» entre hombres de más de 47 años de edad. Además, no se halló ninguna relación en mujeres mayores de 47 años o menores de 40 años. Sin embargo, los científicos concluyeron que las personas cuyos niveles de colesterol descienden pueden correr un riesgo mayor.

Lo mismo se aplica a los niños. Un estudio con niños de 7 a 9 años de edad de seis países reveló la existencia de una importante correlación entre un nivel bajo de colesterol en sangre y las muertes infantiles en esos países. La tasa de mortalidad aumentó drásticamente al descender los niveles de colesterol. Por tanto, también en los niños el nivel bajo de colesterol en sangre es insano. Y una vez más, la orientación oficial que se da a los padres es que limiten la ingesta de grasa de sus hijos para reducir su colesterol o mantenerlo en niveles bajos. En vez de ello, habría que decir a los padres que es mejor que dejen que el colesterol aumente de forma natural. Esto reducirá, en efecto, el riesgo de sus hijos de contraer enfermedades y morir.

La relación entre un índice bajo de colesterol y el cáncer se conoce desde hace muchos años. Aunque no existen pruebas convincentes de que un nivel alto de colesterol guarde alguna relación causal con la enfermedad coronaria, no por ello los grandes laboratorios farmacéuticos han dejado de promocionar los medicamentos a base de estatinas como un medio seguro para proteger a la población frente a dicha enfermedad. El intento extremo de reducir de manera indiscriminada los niveles de colesterol, especialmente entre las personas mayores cuyos niveles altos de colesterol son normales y muy necesarios, ha provocado numerosos casos de cáncer en Estados Unidos y en todo el mundo. Como ha demostrado la mayoría de estudios, un alto nivel de colesterol en suero es un factor de riesgo débil o incluso nulo en los hombres de más de 50 años y, de hecho, incrementa la longevidad en los octogenarios.

Particularmente, las mujeres deberían evitar en especial tomar estatinas. La mayoría de estudios han demostrado que un elevado nivel de colesterol en suero no es un factor de riesgo para las mujeres y, por tanto, no debería reducirse por ningún medio. La conclusión es que el colesterol protege al cuerpo frente al cáncer. La eliminación de esta protección natural es sinónimo de «suicidio involuntario». Tanto los ensayos con animales como con humanos han demostrado que se produce un aumento de la incidencia de cáncer cuando se reduce el colesterol mediante fibratos y estatinas. En el ensayo CARE, por ejemplo, el cáncer de mama aumentó nada menos que un 1.400 %.

También existe una importante relación entre el bajo nivel de colesterol y los derrames cerebrales. El día de Nochebuena de 1997, un estudio muy importante ocupó las portadas de la prensa. Investigadores que dirigen el famoso estudio de Framingham (que continúa) afirmaron que «el nivel de colesterol en suero no guarda relación con la incidencia del derrame cerebral» y señalaron que, por cada 3 % más de energía obtenida de grasas ingeridas, el riesgo de padecer un derrame cerebral podría reducirse un 15 %. Ésta es su conclusión: «La ingesta y el tipo de grasa no guardan relación con la incidencia del resultado combinado de todas las enfermedades cardiovasculares o con la mortalidad cardiovascular total».

Todas estas pruebas publicadas, desde luego, no llevan a la gran industria farmacéutica a presentar más medicamentos cada vez más «inteligentes». Pronto los médicos recomendarán una pastilla para reducir el nivel de LDL y otro fármaco para incrementar el nivel de HDL y reducir los triglicéridos. Algunos ya lo hacen. Esto no sólo duplicará el coste ya de por sí elevado que muchas personas pagan por los medicamentos a base de estatinas, sino que también agravará enormemente el riesgo de sufrir un derrame cerebral o de morir a causa de un cáncer o cualquier otra enfermedad.

Ahora se asocia incluso un comportamiento agresivo o el suicidio con los bajos niveles de colesterol. Desde 1992, los investigadores registran un aumento de los suicidios entre las personas que se someten a terapias o regímenes dietéticos de reducción del colesterol. Al reducir el colesterol en sangre se merman, asimismo, los receptores de serotonina, lo que da lugar a una mayor microviscosidad y altera el equilibrio del metabolismo lipídico cerebral. Se considera que esto tiene profundas repercusiones en el funcionamiento del cerebro. Según datos facilitados por instituciones de salud mental, las personas agresivas y las que tienen una personalidad antisocial presentan unos niveles de colesterol en sangre más bajos que la media. Los enfermos mentales con elevados niveles de colesterol resultaban menos regresivos e introvertidos que los que tenían niveles bajos.

Después de muchos años de investigación sobre la enfermedad cardiovascular y sus factores de riesgo, hoy por hoy no existen pruebas que relacionen causalmente los altos niveles de colesterol con la enfermedad cardiovascular, la apoplejía o cualquier otra enfermedad, aunque, en algunos casos, ambos fenómenos pueden coincidir. La decisión de embarcarse en un tratamiento de reducción del colesterol de por vida en pacientes que tienen una hipercolesterolemia primaria depende de la interpretación que haga el médico de las pruebas disponibles. Sin embargo, tales pruebas sólo existen para quienes tienen un interés en mantener vivo el mito del colesterol. Al mismo tiempo, los verdaderos culpables o factores causantes de las enfermedades vasculares siguen siendo ocultados de la vista del público. No obstante, cada vez está más claro que una dieta rica en proteínas animales supone tal vez el mayor riesgo físico de sufrir lesiones arteriales y la consiguiente acumulación de placas que contienen colesterol.

El colesterol es vida y sangre

Un recién nacido amamantado por su madre recibe altas dosis de colesterol desde el comienzo de su vida: ¡la leche materna contiene el doble de colesterol que la leche de vaca! No cabe duda de que la naturaleza no tiene la intención de destruir el corazón de un bebé administrándole semejantes cantidades de colesterol. Al contrario, un corazón sano consiste en un 10 % de colesterol puro (una vez eliminada toda el agua). Nuestro cerebro contiene incluso más colesterol que el corazón y la mitad de nuestras glándulas adrenales constan de colesterol. Se trata, por tanto, de un componente esencial de todas las células de nuestro organismo, y lo necesitamos para todos los procesos metabólicos. Puesto que el colesterol es una sustancia tan importante para el cuerpo, cada una de las células del mismo es capaz de producirlo. No podríamos vivir ni un solo día sin él.

El colesterol:

- es necesario para formar ácidos biliares que ayudan a digerir las grasas y a mantenernos delgados;
- es importante para el desarrollo del cerebro;
- protege los nervios de daños o lesiones;
- repara las arterias dañadas (tapa las lesiones);
- apoya las funciones inmunológicas;
- proporciona elasticidad a los glóbulos rojos de la sangre;
- estabiliza y protege las membranas celulares;
- es el componente fundamental de la mayoría de las hormonas sexuales;
- ayuda a la formación de la piel;
- es la sustancia esencial que utiliza la piel para producir vitamina D;
- es el componente fundamental que emplea el cuerpo para producir las hormonas del estrés;
- ayuda a prevenir el deterioro de los riñones en los diabéticos.

El colesterol desempeña una función vital en todos los seres vivos. Los microbios, las bacterias, los virus, las plantas, los animales y los seres humanos, todos dependemos de él. Dado que el colesterol es tan importante para nuestro organismo, no podemos depender exclusivamente de su aportación desde el exterior, sino que también debemos producirlo en nuestro interior. Por lo general, nuestro cuerpo fabrica alrededor de medio gramo de colesterol al día, en función de la cantidad que precise el cuerpo en un momento dado. Los principales órganos productores de colesterol son el hígado y el intestino delgado. Estos órganos liberan el colesterol en el flujo sanguíneo, donde se vincula al instante con proteínas de la sangre, que lo transportarán a sus lugares de destino para llevar a cabo las tareas enumeradas con anterioridad. El colesterol está constituido sobre todo por moléculas de grasa y de proteína, de ahí su nombre de «lipoproteína». Tan sólo cerca del 5 % de nuestro colesterol circula por la sangre, mientras que el resto se emplea para numerosas actividades de las células corporales.

Si una persona sana consumiera 100 g de mantequilla al día (el europeo medio ingiere 18 g al día), tomaría 240 mg de colesterol, de los que del 30 al 60 % sería absorbido a través de los intestinos. Esto le proporcionaría unos 90 mg de colesterol cada día. De esta cantidad, tan sólo 12 mg acabarían finalmente en la sangre y aumentarían el nivel de colesterol un mero 0,2 %. En comparación con este dato, nuestro organismo es capaz de producir 400 veces más colesterol que el que podríamos obtener consumiendo 100 g de mantequilla. En otras palabras, si una persona ingiere con la comida más cantidad de colesterol que la habitual, sus niveles aumentarán de manera natural. Sin embargo, para contrarrestar este aumento, el organismo reducirá de manera automática su propia producción de colesterol. Este mecanismo de autorregulación asegura que el colesterol permanezca en el nivel exacto que precisa el cuerpo para mantener un funcionamiento y un equilibrio óptimos.

Si la ingesta de alimentos grasos no incrementa significativamente los niveles de colesterol para satisfacer la demanda de esta sustancia vital para el cuerpo, éste se ve obligado a adoptar una serie de medidas drásticas. Una de ellas es la respuesta del estrés. Si el cuerpo tiene un bajo nivel de colesterol, lo más probable es que la persona se sienta estresada: perderá la calma y la paciencia con facilidad y se sentirá tensa y ansiosa. Esto puede ocurrir sin que medie ningún motivo externo. El estrés es un potente acicate que impulsa la producción de colesterol en el cuerpo. Puesto que el colesterol es el componente básico de todas las hormonas del estrés, cualquier situación estresante reclamará al organismo grandes cantidades de colesterol. Para compensar la pérdida o el aumento de la demanda de colesterol, el hígado fabrica más.

Veamos el ejemplo del efecto de la televisión en el aumento del colesterol. La investigación ha demostrado que ver la televisión durante varias horas seguidas puede incrementar el nivel de colesterol en sangre mucho más que cualquier otro de los llamados factores de riesgo, como la dieta, el estilo de vida sedentario o la disposición genética. Ver la televisión supone un enorme reto para el cerebro. El ingente número de imágenes que aparecen en la pantalla cada segundo supera de lejos la capacidad del cerebro para procesar la marea de estímulos que recibe. El esfuerzo resultante exige su tributo. La tensión arterial aumenta para ayudar a mover más oxígeno, glucosa, colesterol, vitaminas y otros nutrientes por todo el cuerpo y el cerebro, que en su dura labor consume rápidamente todos esos elementos. Si el espectáculo muestra escenas de violencia, suspense y el sonido de disparos de armas de fuego, etcétera, las glándulas adrenales responden con inyecciones de adrenalina para preparar al cuerpo frente a una reacción de alerta extrema. Esto da lugar a la contracción de muchos vasos sanguíneos, grandes y pequeños, en el cuerpo, a la escasez de agua, azúcar y otros nutrientes en las células.

Los signos de esta respuesta de estrés pueden ser variados. El individuo puede sentirse agitado, fatigado, con el cuello y los hombros rígidos, muy sediento, aletargado, deprimido e incluso «demasiado cansado» para dormir. Si el cuerpo no se esforzara por incrementar los niveles de colesterol en estas situaciones estresantes, actualmente tendríamos millones de muertes causadas por la televisión. Gracias al aumento del nivel de colesterol, muchos televidentes salvan la vida.

Cuando el colesterol pide ayuda

El mecanismo de autorregulación del colesterol que mantiene sano al cuerpo incluso en situaciones de estrés deja de funcionar cuando el organismo ha comenzado a almacenar cantidades excesivas de proteína en los vasos capilares del hígado. Estos últimos, llamados *sinusoides*, tienen forma de redecilla. Sus finas membranas basales tienen grandes poros que por lo general permiten que moléculas relativamente grandes e incluso los grandes glóbulos de la sangre abandonen el flujo sanguíneo y se incorporen a los fluidos que rodean las células del hígado. A diferencia de otras células, las del hígado son, por tanto, capaces de trabajar directamente con la sangre y su contenido.

Las lipoproteínas de alta densidad (HDL), también llamadas «colesterol bueno», son moléculas mucho más pequeñas que las de la lipoproteína de baja densidad

(LDL) y que la lipoproteína de muy baja densidad (VL-DL), denominadas «colesterol malo». Pese a su mayor tamaño, las dos últimas son capaces de atravesar los sinusoides y penetrar en las células del hígado, donde son reconstruidas, enviadas a la vesícula biliar para su almacenamiento o segregadas a los intestinos. De hecho, la mayoría de estas grandes moléculas de colesterol solamente pueden «escapar» del flujo sanguíneo a través de los sinusoides hepáticos. Tan sólo las moléculas de HDL, que representan el 80 % de todas las lipoproteínas, son suficientemente pequeñas para atravesar las paredes de los vasos capilares de diferentes partes del cuerpo. Por esta razón, el HDL en pocas ocasiones alcanza niveles anormalmente elevados en sangre. El LDL y el VLDL, por otro lado, pueden ascender a niveles que delatan algún trastorno subyacente (congestión).

En circunstancias normales, la mayor parte del colesterol ingerido con la comida es absorbido en el intestino delgado y enviado al hígado. Cuando las grandes moléculas de LDL y VLDL entran en el hígado, son eliminadas de la sangre de la manera descrita con anterioridad. Este mecanismo, que mantiene equilibrada la concentración de colesterol en sangre, pierde efectividad cuando las fibras en forma de redecilla de los sinusoides quedan obstruidas por cantidades excesivas de proteínas acumuladas. Debido a ello, las concentraciones de LDL y VLDL empiezan a aumentar en la sangre a niveles que indican la existencia de una obstrucción y tal vez de procesos inflamatorios en los sinusoides y las arterias coronarias. El colesterol «malo» queda atrapado en el sistema circulatorio porque sus vías de escape, los sinusoides del hígado, están congestionadas. Los sinusoides del hígado se congestionan con proteínas cuando las paredes de los vasos capilares y las arterias del resto del cuerpo están, a su vez, congestionadas. Las lesiones que ocasionan estos depósitos ácidos de proteína hacen que buena parte del colesterol malo se utilice a modo de vendaje para prevenir múltiples accidentes cardiovasculares. Finalmente, sin embargo, las arterias se tornan cada vez más duras, rígidas y ocluidas. Esto puede aumentar la tensión arterial y someter al corazón a un mayor esfuerzo.

El círculo vicioso se completa cuando las células del hígado ya no pueden recibir cantidades suficientes de colesterol LDL y VLDL. Suponen, de hecho, que la sangre no contenga cantidades suficientes de colesterol. Acto seguido, las células hepáticas empiezan a producir cantidades suplementarias de colesterol, que inyectan en los conductos biliares. Buena parte del colesterol se mezcla con otros componentes de la bilis y es despachada seguidamente a los intestinos, donde se combina con grasas y penetra en el flujo sanguíneo. Esto puede aumentar todavía más los niveles de colesterol en sangre. Los individuos afectados pueden producir hasta el doble de LDL que una persona sana.

En presencia de sustancias tóxicas y debido a la falta de sales biliares causada por una mala digestión, parte del colesterol excesivo forma cálculos intrahepáticos, es decir, los que se forman en el interior del hígado. Estos cálculos reducen el flujo biliar y merman todavía más la capacidad del organismo para digerir alimentos que contienen proteína y grasa. En consecuencia, cualquier comida que contenga colesterol, un componente natural de numerosos alimentos, añade más colesterol «malo» a la cantidad que ya está atrapada en el flujo sanguíneo. El intento definitivo del organismo para mantenerse con vida consiste en poner cada vez más colesterol en los conductos biliares y los tejidos del hígado, lo que da lugar a la formación de un hígado hinchado y graso, así como en adherir tanto colesterol como sea posible a las paredes dañadas de las arterias.

En muchos casos, los sinusoides del hígado se congestionan tanto con proteínas que ni siquiera permiten que llegue agua y azúcar suficientes a las células hepáticas. Como consecuencia, muchas de estas células simplemente mueren. Las células muertas del hígado son sustituidas por tejido fibroso, lo que provoca hipertensión, diabetes y tal vez insuficiencia hepática. Dado que la acumulación de proteínas no sólo se produce en los sinusoides del hígado, sino también en los vasos capilares y en las arterias de todo el cuerpo, el riesgo de sufrir un infarto de miocardio o un derrame cerebral aumenta de manera vertiginosa.

El colesterol no puede considerarse el culpable de la enfermedad coronaria ni de cualquier otra dolencia. Debido a los depósitos de proteína en los sinusoides, las células hepáticas se ven cada vez más privadas de la aportación diaria que necesitan de colesterol y, por tanto, se ven forzadas a sintetizarlo cada vez más. Reducir el colesterol en sangre eliminando las grasas de la dieta o de un modo artificial a base de medicamentos que contengan estatinas apenas sirve de ayuda, en el mejor de los casos, para controlar la enfermedad coronaria. Lo más útil es eliminar todas las proteínas de origen animal (carne, pescado, huevos, queso, leche) de la dieta hasta que el estado del paciente se haya normalizado por completo. Si se reincorpora a la dieta cualquiera de estos productos, es aconsejable ingerirlos ocasionalmente y en cantidades reducidas. Al mismo tiempo, conviene eliminar todos los cálculos biliares del hígado y la vesícula mediante una serie de limpiezas hepáticas, además de limpiar el colon de los depósitos de residuos existentes. Entre otras medidas fundamentales hay que mencionar la necesidad de beber agua suficiente (seis a ocho vasos al día), mantener una dieta y un estilo de vida sanos y, si es preciso, donar sangre para reducir las cantidades excesivas de proteína en sangre y reducir el valor del hematocrito. Todo esto puede evitar la arteriosclerosis y prevenir un infarto de miocardio o un derrame cerebral.

Equilibrar el colesterol de un modo natural

Además de los métodos anteriormente indicados, existe una serie de hierbas y alimentos que contribuyen en gran medida a la limpieza de los vasos sanguíneos y los conductos linfáticos. Si se toman de manera regular, equilibran de modo natural las concentraciones de colesterol en sangre en niveles convenientes para que el cuerpo funcione de un modo óptimo. Cabe destacar, por ejemplo, el extracto de un árbol común de la India, el llamado *árbol de mirra de mukul* o *guggul (Commiphora wightii)*. El guggul no es un remedio desconocido en la India, donde se utiliza desde hace más de 3.000 años para tratar una serie de enfermedades. Uno de sus efectos beneficiosos consiste precisamente en reducir el colesterol y los triglicéridos en las personas que sufren una enfermedad congestiva, lo que indica que esta planta actúa de modo holístico en muchos niveles al mismo tiempo. Unos ensayos clínicos de doble ciego realizados en la India han demostrado que el extracto de este pequeño arbusto espinoso es tan eficaz para estas afecciones como algunos medicamentos de uso común que se recetan. Por supuesto, las sustancias que curan las dolencias comunes de un modo natural no interesan a los grandes laboratorios farmacéuticos y, por tanto, no tienen posibilidad alguna de abrirse camino en el ámbito de la medicina general, al menos no en los países en los que la sanidad está dominada por los gigantes farmacéuticos.

Existen muchas hierbas y alimentos comunes que tienen efectos similares al guggul. El té verde, cuando se toma solo, ha demostrado ser muy beneficioso para el colesterol. La mayoría de frutas y hortalizas, como las manzanas, los cítricos, las bayas, las zanahorias, los albaricoques, la col y los boniatos, entre otras, también contribuyen a equilibrar el colesterol de un modo natural. Las almendras, las nueces, las pipas de calabaza, el aceite de oliva y de coco, la avena, la cebada, etcétera, son igualmente eficaces. Es importante comprender que la alimentación natural o las hierbas sólo podrán equilibrar los niveles de colesterol si se mejoran también los factores subyacentes que dan lugar a los niveles altos.

Recientemente, los grandes laboratorios han declarado la guerra al arroz rojo fermentado y han logrado que se prohibiera en Estados Unidos. Varios estudios demuestran que este antiguo arroz asiático reduce el colesterol unos 40 puntos como media en apenas tres meses, y sin ningún efecto secundario. Al aumentar su reputación, se convirtió en una grave amenaza para los medicamentos más «vendidos» de todos los tiempos, las estatinas. A fin de asegurar la supervivencia de la gallina de los huevos de oro del sector farmacéutico, el arroz rojo fermentado ha sido proscrito gracias a la FDA.

La cáscara de limón o de naranja también contiene una sustancia que reduce el colesterol de modo notable. Hasta los investigadores se quedaron asombrados cuando experimentaron con el *policosanol*, una sustancia natural sana que se halla en la cáscara de los cítricos. En un estudio, 244 mujeres con un nivel elevado de colesterol recibieron un placebo o policosanol. Los investigadores observaron que el colesterol malo del grupo de policosanol descendió muy pronto un 25 %. El colesterol total se redujo un 17 %. Y la proporción entre el colesterol total y el bueno (el principal factor de riesgo) mejoró nada menos que un 27,2 %. En otro estudio se comparó el policosanol con un medicamento de uso muy extendido a base de estatinas. Los sujetos que tomaron policosanol redujeron su nivel de colesterol malo un 19,3 % como media, frente al 15,6 % de los sujetos que recibieron estatinas. Otro dato sumamente importante es que el policosanol mejoró la proporción más crucial, la del colesterol total con respecto al colesterol bueno, hasta un 24,4 %, mientras que el medicamento a base de estatinas sólo lo mejoró un 15,9 %. Basta masticar cáscara de limón de cultivo ecológico una vez al día para conseguir equilibrar el colesterol.

Los frutos secos son muy nutritivos. Contienen grasas monoinsaturadas que ayudan a reducir el colesterol de lipoproteína de baja densidad (LDL) y pueden incrementar el de lipoproteína de alta densidad (HDL) cuando se toman en lugar de grasas saturadas en la dieta. Varios estudios importantes han revelado que comer frutos secos reduce significativamente, entre un 25 y un 50 %, el riesgo de padecer enfermedades coronarias, tanto en hombres como en mujeres. Uno de estos estudios, el Estudio de Salud de las Enfermeras, reveló, asimismo, que la ingesta regular de frutos secos reduce las posibilidades de desarrollar diabetes entre un 21 y un 27 %. Además de grasas monoinsaturadas, los frutos secos son ricos en vitaminas, minerales y otras sustancias beneficiosas para la salud. Por ejemplo, las nueces contienen un tipo de grasa omega-3 similar al aceite de pescado, y las almendras contienen calcio y vitamina E. Los frutos secos también son buenas fuentes de proteína digerible y fibra beneficiosa. La investigación demuestra que las personas que comen frutos secos suelen pesar menos que las que no lo hacen, pese a su alta densidad calórica (560-700 calorías por 100 gramos). Es posible que los primeros sigan una dieta más saludable (menos rica en proteínas de origen animal y comida basura) que los segundos, y que las personas con sobrepeso rechacen los frutos secos debido a su elevado contenido calórico. Los alimentos ricos en nutrientes, como los frutos secos, requieren más energía para ser digeridos, de modo que tal vez se consuman más calorías en el proceso digestivo.

Los alimentos siguen siendo de lejos el mejor medicamento para la mayoría de afecciones del cuerpo humano. Si se utilizan sabiamente y se preparan con cuidado antes de consumirlos, los alimentos pueden producir curaciones milagrosas en la mayoría de las enfermedades comunes. Existe una serie de alimentos y hierbas con poder curativo que resultan muy útiles. Los alimentos que armonizan con el tipo corporal de cada uno tienen mayor poder curativo, mientras que los que no lo hacen pueden acabar con los esfuerzos del cuerpo por recuperar su salud y su vitalidad.

Superar la enfermedad coronaria: dos historias alentadoras

A lo largo de los años, he visitado a centenares de pacientes enfermos «del corazón» que en realidad no estaban realmente enfermos. La mayoría de ellos tenían una simple indigestión, origen de fuertes sensaciones de dolor en el pecho y el estómago. Sus estómagos solían estar duros e hinchados, llenos de bolsas de aire que ejercían una fuerte presión sobre el diafragma y el corazón. Los gases y el ardor de estómago son, en la mayoría de los casos, la causa de la falsa alarma de una cardiopatía. Otros pacientes, sin embargo, tenían graves problemas cardíacos, además de sufrir una indigestión crónica o, a mi modo de ver, precisamente a causa de ésta. George, de 64 años de edad, era uno de ellos.

George había estado en tratamiento médico durante 30 años por lo que su cardiólogo calificó como una «cardiopatía progresiva». Durante todo ese período había tomado toda una serie de medicamentos diferentes para reducir los síntomas. Uno de ellos era un fármaco contra la hipertensión arterial. Los efectos diuréticos del producto ayudaron a drenar los líquidos sobrantes de su cuerpo, pero provocaron también una grave deshidratación de las células y le causaron daños en los riñones y el hígado. Entre otros efectos secundarios cabe mencionar la impotencia, un aumento del dolor precordial, malestar de estómago, dolor ocular, debilidad muscular, depresión y pesadillas.

A pesar de tomar estos medicamentos de manera regular, le aconsejaron someterse a una operación de bypass, pues varias de sus arterias coronarias estaban casi completamente obstruidas. Pocos años después de la operación, a la edad de 62 años, sus «nuevas» arterias coronarias también mostraban ya importantes signos de estar lesionadas, lo que le provocó dolores de pecho y fatiga grave. Su corazón no estaba ya en condiciones de rendir lo suficiente y le informaron de que, como último recurso, tan sólo sobreviviría si se sometía a un trasplante de corazón. Fue entonces cuando vi a George por primera vez. Me dijo: «Me siento más muerto que vivo. La energía que me queda no es más que una fracción de lo que solía ser. No hay muchas cosas que yo pueda hacer ahora, salvo esperar el trasplante, pero a la vista de mi estado general, no estoy seguro de que siquiera vaya a superar una operación de este tipo».

Después de aplicarle los instrumentos de diagnóstico ayurvédicos de lectura del pulso e interpretación de los ojos, le expliqué que su verdadero problema no residía en el corazón, sino en los restos tóxicos de alimentos no digeridos que se habían acumulado en sus intestinos (y señalé su enorme vientre) y en la proteína animal almacenada en el conjunto de su sistema vascular. La materia tóxica estaba sofocando las células del cuerpo y provocando un envenenamiento gradual del hígado, los riñones y las células cardíacas. Tenía los conductos biliares del hígado congestionados con miles de cálculos. Le recomendé que eliminara todos los residuos tóxicos que había acumulado su cuerpo durante los últimos 40 años en el intestino grueso y en el delgado mediante una limpieza intestinal y que estimulara su capacidad digestiva con una serie de limpiezas hepáticas. De este modo liberaría directamente a su corazón de la pesada tarea de tener que suministrar nutrientes a un organismo que estaba obstruido y sobrecargado de materias nocivas. Estaba claro que su corazón estaba exhausto por tener que bombear sangre a través de un cuerpo congestionado.

George empezó de inmediato a seguir un programa consistente en tomar una dieta adaptada a su tipo corporal, someterse a una limpieza intestinal y hepática, seguir la rutina ayurvédica diaria y estacional, darse regularmente un masaje de cuerpo entero con aceite, meditar, practicar yoga y pasear junto a la playa.

Tres días después de su primera sesión de irrigación del colon y de abstenerse estrictamente de cualquier alimento proteínico, George notó que su corazón se había liberado de una enorme carga. Recuperó energías, pero todavía no se sentía suficientemente fuerte como para volver al trabajo. Dos semanas después, sin embargo, volvió a sentarse a la mesa de su oficina con gran entusiasmo. Era administrador de una próspera empresa de seguros que le pertenecía, y ya no se sentía estresado en el trabajo como antes del tratamiento. También se acostaba a las diez de la noche y meditaba todos los días, lo que le hacía sentirse como nuevo y muy tranquilo, capaz de afrontar las dificultades del trabajo con una actitud más relajada.

Tres meses después, George acudió a la consulta de su cardiólogo, quien lo sometió a una serie de pruebas para conocer el estado de su corazón. George no se sorprendió cuando su médico le confirmó que ya no necesitaba ningún trasplante de corazón. Así se ahorró los 750.000 dólares que le habría costado la operación. Durante un tiempo fue reduciendo su medicación y, finalmente, dejó de tomarla. Quince años después sigue llevando una vida activa y goza de un excelente estado de salud.

«He pensado que te gustaría conocer el resultado de mi cardiólogo, a quien fui a ver el lunes, porque acaba de hacer un año que tuve el infarto de miocardio». Así comenzaba un mensaje que recibí hace unos años por correo electrónico de Susan, una vieja amiga mía de 62 años de edad que vive en Arizona. «Estaba un poco molesto cuando le vi por primera vez –continuó ella– porque le dije que no estaba tomando medicación alguna y que no lo hacía desde agosto. Me dijo, entre otras cosas, que probablemente me recetaría un par de medicamentos para que reanudara el tratamiento, pero que primero quería realizar un ecocardiograma y una prueba de esfuerzo».

«Acepté y me hizo las dos pruebas en su consulta. Mientras estaba sobre la cinta de correr me cansé, así que se lo dije a sus ayudantes, pero me contestaron: "Puede que usted esté cansada, pero su corazón no". Dijeron que los resultados del ecocardiograma y de la prueba de esfuerzo se hallaban dentro de límites normales. Cuando volvió el cardiólogo, me dijo: "Esto es asombroso, absolutamente asombroso. Las pruebas muestran un corazón sano, sin ningún daño muscular. Puede usted irse a casa, siga con lo que ha estado haciendo y vuelva a la consulta dentro de seis meses". No dijo ni una palabra más sobre medicamentos».

El mensaje de Susan concluyó dándome las gracias por todos los consejos y recomendaciones que le dieron la energía suficiente para recuperar la salud de su corazón. Ahora es una de las miles de personas a las que se les había diagnosticado una cardiopatía incurable, pero que, gracias a la limpieza hepática y a un cambio de dieta y de estilo de vida, ha vuelto a llevar una vida activa y sana.

Causas no dietéticas de la cardiopatía

Cuando no existe un apoyo social

Tradicionalmente, los japoneses que viven en Japón tienen unos índices bajos de enfermedad coronaria y cáncer. Pero cuando empezaron a emigrar masivamente a Estados Unidos, el nuevo estilo de vida y la dieta que adoptaron resultaron en muchos casos desastrosos para su salud. La segunda generación en el país de acogida ya había perdido toda la ventaja de salud que tenía sobre la población estadounidense. Primero se supuso que la típica dieta americana, rica en grasas, era la responsable de este fenómeno. Pero muy pronto la teoría de *enfermedad coronaria-dieta-colesterol* sufrió un gran revés.

Un subgrupo de los inmigrantes japoneses en California mantuvo unos porcentajes bajísimos de enfermedad coronaria, con independencia de que sus niveles de colesterol en sangre fueran altos o bajos. Este grupo estaba formado por hombres que conservaron su idiosincrasia japonesa viviendo en un barrio japonés, participando en actos culturales y sociales tradicionales japoneses y aprendiendo y hablando su lengua materna. Los estrechos lazos familiares y el sistema de apoyo social fueron los factores que evitaron que desarrollaran una enfermedad coronaria degenerativa. Incluso si tenían problemas personales en casa o pasaban por dificultades financieras, contaban con amplios lazos familiares en que apoyarse y que les prestaban respaldo moral y a menudo económico.

Un estudio sueco confirmó que las interacciones sociales frecuentes entre hombres, como encuentros con amigos, partidas de golf, timbas de póker, etcétera, se tradujeron en una reducción de más del 50 % de la incidencia de la enfermedad coronaria entre los sujetos del ensayo. No conozco ningún medicamento que logre resultados similares. El sentimiento de ser rechazado, de haber sido abandonado y de estar solo puede «partir el corazón» a cualquiera y hacer de un corazón sano un corazón enfermo. La mayoría de los médicos reconocen que las mujeres tienen mayores necesidades de apoyo y comprensión durante el embarazo. Un estudio epidemiológico realizado con embarazadas reveló que el 91 % de las mujeres que se sentían carentes de apoyo por parte de familiares y amigos sufrieron graves complicaciones durante el embarazo. Estas mujeres informaron de que llevaban una vida muy estresada con apenas apoyo social. Estudios similares con hombres desempleados han revelado que los que se sentían fuertemente apoyados por la familia, los parientes y los amigos tenían menos probabilidades de desarrollar problemas físicos o mentales.

Los principales factores de riesgo: insatisfacción laboral e infelicidad

Uno de los descubrimientos más importantes que jamás se han hecho en torno a la enfermedad más mortífera para el ser humano se menciona muy poco en los estudios sobre cardiopatías y sus factores de riesgo, pero no por ello es menos real. Los mayores riesgos de desarrollar una enfermedad coronaria son la insatisfacción laboral y la infelicidad. Estos riesgos inesperados salieron a la luz cuando unos investigadores estadounidenses buscaron, una vez más, pistas para dilucidar las causas de la enfermedad coronaria.

Si preguntamos a un hombre en la calle si está satisfecho con su puesto de trabajo y en general se siente feliz con la vida que lleva, su respuesta nos dará un pronóstico bastante exacto de su salud cardiovascular. Sería demasiado simplista suponer que la enfermedad coronaria está causada *únicamente* por el estrés, el tabaquismo, la sobrealimentación, el abuso del alcohol, etcétera. Estos factores de riesgo no son las causas últimas de la disfunción cardíaca, sino más bien los efectos o síntomas de una completa insatisfacción en la vida. Los orígenes de todas las causas principales de la enfermedad coronaria (falta de felicidad y satisfacción) pueden seguir intactos después de haber eliminado todos los demás factores de riesgo o causas subyacentes. Un gran número de personas ha muerto de infarto de miocardio teniendo las arterias perfectamente limpias y sin que se observaran otras causas físicas perceptibles. Muchas de ellas ni siquiera habían fumado nunca o abusado del alcohol, ni habían llevado una vida particularmente estresada. Pero estaban infelices consigo mismos.

Un estudio de 1998 de la Facultad de Medicina de la Universidad Johns Hopkins confirmó lo que ya habían descubierto otras 10 encuestas anteriores: los hombres que sufren una depresión clínica tienen el doble de probabilidades de sufrir infartos de miocardio o de desarrollar otras cardiopatías que los que no están deprimidos. Si el «mal de corazón» es suficientemente fuerte, hallará varias maneras de ocluir las arterias y, de hecho, el sistema energético entero del cuerpo. La investigación genética ha demostrado que la doble hélice del ADN, que controla la salud de todas y cada una de las células de nuestro cuerpo, se contrae y acorta instantáneamente cada vez que sentimos miedo, frustración, rabia, celos u odio. Es como el mal funcionamiento de un programa informático que hace que el ordenador sea incapaz de rendir como es debido. Si se aplica el procedimiento de quinesiología (pruebas musculares) a una persona deprimida o infeliz, se observará que todos los músculos de su cuerpo están flojos, en especial cuando reflexiona sobre sus problemas personales. Su insatisfacción afecta también a los músculos de su corazón y a sus arterias. Si la infelicidad persiste, la enfermedad se torna inevitable, y la parte del cuerpo más débil será la primera en sucumbir a la falta crónica de energía. Si es el corazón, el resultado puede ser una enfermedad coronaria.

Incluso si a esta persona se le administran antioxidantes, que, según se cree, protegen las arterias de los ataques de radicales de oxígeno, no los digerirá ni asimilará ni tampoco serán aportados de manera eficaz a las arterias lesionadas. La falta de satisfacción en la vida paraliza las funciones corporales de la digestión, el metabolismo y la eliminación. Esto provoca congestión, una toxicidad elevada y lesiones de todos los tejidos celulares. Las personas que tienen las arterias coronarias obstruidas no sólo están enfermas en la zona del corazón, sino también en todo el cuerpo. El principal factor determinante de la enfermedad parece ser la incapacidad de vivir una vida feliz y satisfactoria.

Un nuevo estudio sobre mujeres publicado en la revista médica *General Psychiatry* y reseñado en los grandes medios de comunicación en septiembre de 2007 reveló que las mujeres que sufren un ataque de pánico tienen un riesgo tres veces mayor de padecer un infarto de miocardio o un derrame cerebral en menos de cinco años.

La razón por la que la medicina moderna es tan impotente para asegurar una curación duradera en las enfermedades coronarias estriba en que el enfoque médico habitual no favorece precisamente el estado de felicidad de un paciente. Pero apenas existe ningún otro factor de riesgo primario de cualquier enfermedad, incluida la cardiopatía coronaria, excepto la falta de felicidad y la insatisfacción. Es la ausencia de felicidad interior y paz en el corazón y la mente la que hace que una persona se sienta estresada y tome medicamentos, coma demasiadas proteínas y alimentos en general, abuse del alcohol y del tabaco, beba cantidades excesivas de café, se vuelva adicto al trabajo o esté descontento con su trabajo o consigo mismo.

La necesidad de amar

La realización en la vida aumenta de manera espontánea cuando dedicamos tiempo a satisfacer nuestras necesidades espirituales, además de desarrollar nuestros aspectos físicos y mentales. El ser humano quiere ser reconocido como ser espiritual cuya naturaleza innata es la felicidad incondicional. Una persona realmente feliz encuentra su satisfacción interior compartiendo con otras todo lo que aprecia de sí misma; esto es lo que se llama amor. El amor es la característica más fundamental de un ser humano. El amor es la fuerza vital que hace que el corazón lata, las células prosperen y el espíritu se eleve. Éste es el sentido de vivir una vida espiritual, una vida llena de espíritu y significado. Sin embargo, a veces el amor se ve ensombrecido o no llega a manifestarse. Si es incapaz de fluir dentro y fuera del cuerpo, produce una profunda tristeza y frustración en el centro del corazón.

Que un médico detecte unos cuantos riesgos patológicos y los «elimine terapéuticamente» no hace nada por satisfacer la profunda necesidad interior de la persona de abrir su corazón a otras y a sí misma. Semejante enfoque es inútil porque ignora el hecho de que los sentimientos humanos son mucho más potentes que cualquier efecto físico. Si la infelicidad sigue prevaleciendo en la vida de un paciente, ninguna dosis de vitamina C o E impedirá que los radicales libres destruyan al organismo.

El actual énfasis continuo en los factores de riesgo de la enfermedad puede distraer la atención de las personas de las cuestiones que de verdad importan en la vida. El hecho de que la infelicidad y la insatisfacción laboral sean las principales causas de las enfermedades coronarias apenas se reconoce de manera abierta porque no parece existir ninguna fórmula mágica para subsanarlas. La industria farmacéutica no dispone de medicamentos que puedan hacer felices a las personas; todo lo que tiene que ofrecer son fármacos que tratan los síntomas físicos de la enfermedad. Si uno está preocupado por la enfermedad coronaria, tal vez le convenga plantearse algunas preguntas fundamentales, como éstas:

¿Llevo un estilo de vida que es nocivo para mi salud?, y si es así, ¿por qué lo hago?

¿Siento que nadie me aprecia o me quiere realmente? ¿Tengo miedo de que mi pareja me rechace? ¿Me considero una especie de víctima debido a mí mismo o a otros?

¿Creo que tengo una finalidad más profunda en la vida, pero que no sé encontrarla? ¿Me siento frustrado porque soy incapaz de obtener de la vida lo que realmente quiero? Y, sobre todo, ¿tengo miedo de amar por miedo a sufrir?

Amar a otros que no saben cómo amarse a sí mismos sana el corazón. Ayudar a quienes piden ayuda abre y relaja nuestro corazón. Esto previene la enfermedad coronaria. Siempre encontraremos a alguien que necesite nuestra ayuda. Cuando una persona consigue cambiar la vida de otra persona, automáticamente se siente también amada.

Qué puede hacer un cónyuge cariñoso

Importantes investigaciones con pacientes masculinos que han sufrido un infarto de miocardio han demostrado que la sensación de sentirse amado por la pareja es el elemento más determinante en la supervivencia de infartos. Los ataques al corazón se convierten a menudo en una revelación para parejas que han olvidado cómo amarse y cuidarse mutuamente. La súbita cercanía que experimentan a menudo las parejas después de que uno de ellos sufra un infarto de miocardio puede ser un acicate para que muchos pacientes sigan queriendo vivir, y lo más probable en este caso es que logren sobrevivir.

Las estadísticas relativas a víctimas masculinas de ataques al corazón revelan que la mayoría de hombres se sentían solos e incomprendidos cuando les sobrevino la crisis. Los infartos menos graves sólo provocaron la muerte de aquellos hombres que tenían la sensación de que sus esposas ya no les querían. Si una relación «resucita» como consecuencia del infarto, entonces ni siquiera un ataque cardíaco masivo puede arrebatar la vida a la persona en cuestión. La mayoría de hombres son de corazón muy sensible, aunque no lo admitan siempre. Suelen poner cara de encontrarse bien y sufren en silencio cuando tienen «mal de corazón». La mayoría de hombres consideran que llorar es señal de debilidad, sobre todo delante de una mujer. Sin embargo, la tendencia de los hombres a reprimir los sentimientos de debilidad los convierte en probables candidatos a sufrir del corazón. Un infarto de miocardio puede revelar su profunda vulnerabilidad y su anhelo de apoyo y consuelo. Si muestra a su pareja esta «nueva» faceta de su ser, puede que despierte amor, compasión, una nueva sensación de intimidad y renovadas ganas de vivir en ambos.

Un nuevo estudio europeo, en concreto del Reino Unido, ha confirmado estos hallazgos, al demostrar que una relación íntima y amorosa, ya sea de pareja, familiar o amistosa, ayuda a reducir notablemente el riesgo del paciente cardíaco de sufrir un segundo infarto. De hecho, las personas que han superado un ataque de corazón y no cuentan con unas relaciones familiares o afectivas que les aporten apoyo emocional o les proporcionen una interacción social tienen el doble de probabilidades de sufrir importantes problemas cardíacos en el plazo de un año a partir de su primer infarto.

El poder curativo de las caricias

Cada vez que alguien nos acaricia con cariño o que nosotros acariciamos a otra persona se produce un intercambio emocional que nutre profundamente al corazón. Tocar y ser tocado es tan fundamental para la salud como una dieta equilibrada, y a veces aún más.

Cuando unos investigadores estadounidenses observaron que tras acariciar tres veces al día a unos bebés prematuros éstos aumentaron de peso un 49 %, descubrieron por casualidad el poder de la caricia. Finalmente, la caricia o, en términos científicos, el «estímulo táctil cinestésico», fue reconocida como método eficaz de reducción del tiempo y del coste de la estancia de los bebés en el hospital. La caricia (prefiero utilizar el término menos aséptico y más humano para designar a este precioso don curativo) estimuló la producción de hormonas del crecimiento por parte de los bebés y así mejoró el aprovechamiento de los nutrientes de la ración de comida diaria. Los científicos no se dieron cuenta de que habían hallado una importante técnica de curación que podría aplicarse con éxito a jóvenes y ancianos, a sanos y a enfermos, y no sólo con fines preventivos, sino también curativos.

En el cuerpo humano, la sensación del tacto está tan desarrollada que permite detectar o sentir cualquier cosa con la que se entra en contacto como si se tratara de un radar. Al absorber (sin saberlo) las *feromonas*[9] y/o «tocar» su aura, nuestro organismo es capaz de identificar quién es amable, honesto y cariñoso o despiadado, falso y agresivo. El cuerpo es capaz de traducir al instante toda esa información en potentes respuestas químicas que nos hacen sentir bien o mal. Estas respuestas internas, sin embargo, también dependen de nuestra interpretación de la experiencia. La prueba muscular permite comprobar si esta interpretación es correcta. Pensemos en una persona y probemos con los músculos si ejerce una influencia positiva o no en nosotros. Un músculo flojo indica que la relación con esa persona puede alterar nuestro equilibrio y campo energético. El mero hecho de pensar en un individuo provoca suficientes respuestas físicas para decidir si deseamos estar con él o no.

Las feromonas desempeñan un papel importante en el comportamiento sexual. Está claro que las feromonas humanas nos afectan más de lo que imagina la mayoría de personas. Nuestro conocimiento de la información visual, o de cómo la visión podría influir en nuestro comportamiento sexual, es una bagatela en comparación con ellas.

Hay muchas formas de contacto físico que tienen profundos efectos curativos. Está demostrado que el masaje

---

9 Sustancias químicas producidas por el cuerpo que señalan su presencia a otros.

ayurvédico con aceite, por ejemplo, abre las arterias ocluidas gracias a su profunda acción penetrante y desintoxicante. Sin embargo, la parte puramente física de este tipo de contacto sólo es parcialmente responsable de este fenómeno curativo. Cuando uno se toca el propio cuerpo con el propósito de mejorar su salud, el cuerpo advierte de manera automática que uno se quiere y aprecia a sí mismo y a su vida, ya que de lo contrario no lo haría. El amor transmite la máxima frecuencia de energía y, cuando está presente en lo más hondo del corazón, desencadena una fuerte respuesta curativa liberando *endorfinas*,[10] serotonina y otras sustancias curativas que favorecen la sensación de felicidad por todo el cuerpo, similar a la que recibe el lactante de su madre.

Si uno desea ayudar a una persona enferma, pero no sabe cómo, puede tomarle la mano o darle un suave masaje en los pies. Esto ayuda más que mil palabras de ánimo a la hora de mejorar el estado de la persona. El cuerpo recuerda más vivamente el contacto cariñoso que las palabras escuchadas y reproduce las mismas sustancias cada vez que revive la sensación del contacto en la memoria. Sobre todo, los enfermos del corazón necesitan sentirse queridos y cuidados porque sus corazones han perdido la dulzura de la vida que está presente de manera natural en cualquier relación entregada y amorosa en la que el intercambio emocional es permanente. Muchas víctimas de una cardiopatía se habían aislado de esa intimidad antes

---

10 Las endorfinas (sustancias que producen placer) son hormonas desarrolladas por el organismo que mitigan el dolor y nos hacen sentir bien.

de enfermar, sobrecargándose de trabajo, compromisos, plazos y demasiadas actividades sociales. Al redescubrir los secretos de la caricia pueden conectar de nuevo con el circuito del amor que suministra la única frecuencia que necesita el corazón para funcionar como es debido y de modo eficiente, a saber, la frecuencia del amor.

Si a uno le resulta imposible mantener un intercambio amoroso significativo con otros seres humanos, tal vez se plantee adoptar a un animal de compañía. Los animales pueden abrirnos el corazón y hacer que nos sintamos mejor con nosotros mismos. Se conocen casos en que han ayudado a reducir la tensión arterial y el riesgo de sufrir un infarto. Esto se denomina «terapia de mascota». Los psiquiatras han incluido la terapia de mascota en su repertorio terapéutico. Las mascotas terapéuticas se utilizan en la actualidad en escuelas, centros de salud mental, enfermerías, clínicas de rehabilitación y hospitales infantiles.

La caricia amorosa abre el corazón. Es una caricia que da sin esperar nada a cambio. Es una caricia que puede hacer milagros. Cada ser humano tiene ese don curativo; sólo tiene que reconocer que lo tiene, condición necesaria para hacer uso de él. Ofrezcamos nuestras caricias de manera libre y sin reservas, pues son uno de los pocos dones que pueden hacernos realmente felices. Puede ser bonito sentirse querido por alguien, pero es muy importante expresar el amor por otros en la forma en que sea posible. Uno siempre tiene la oportunidad de tocar a alguien con ternura, generosidad y honestidad y sentirse mucho mejor por ello. Esto le abrirá el corazón. Sólo un corazón cerrado puede quebrarse o ser atacado. Vivir toda la vida sin el peligro de sufrir un infarto de miocardio está en las manos de cada uno y no es algo que nos ocurre porque sí. Cuidemos nuestro corazón y él cuidará de nosotros.

Conclusión: la moderna epidemia de cardiopatías tan sólo refleja la enorme transición por la que estamos pasando, a nivel físico, emocional y espiritual en estos tiempos cruciales para la humanidad. Hemos creado colectivamente esta epidemia para enfrentarnos a nuestras emociones y transformar este planeta de miedo en un planeta de amor. Algunas emociones son impulsos mentales que tienen expresiones físicas que podemos equilibrar de manera efectiva deshaciendo cualquier obstrucción que pueda darse en el corazón, los vasos sanguíneos y linfáticos, el hígado, los riñones, los intestinos y otros órganos.

Las cardiopatías, sin embargo, no son difíciles de revertir puesto que una enfermedad cardíaca indica que todas las partes del cuerpo, la mente y el espíritu están enfrentándose a la enfermedad, todas ellas deben recobrarse y volver a sanar.

Lo que está cada vez más claro es que en nuestra búsqueda de salud debemos recurrir a soluciones sencillas para resolver problemas sanitarios complejos. Se trata de soluciones que están al alcance de cualquiera que se responsabilice y tome parte activa en su salud y su bienestar. El deseo de reparar el corazón o cualquier otra parte enferma de nuestro organismo por medio de medios naturales no invasivos ni violentos es un impulso amoroso que abre el corazón, y que además abre las puertas para reconocer el Espíritu que hay en él.

Eliminar las piedras del hígado y de la vesícula puede evitar y revertir las enfermedades cardíacas cuando se combina con tratamientos de hidratación y una mejoría de la dieta y el estilo de vida. Un hígado sano y limpio puede perfectamente proteger al corazón y a sus vasos sanguíneos y evitar que se bloqueen y deterioren. Cuando la cardiopatía ya ha aparecido, deben limpiarse, además, otros órganos, como riñones e intestinos. El sistema linfático, que actúa en el organismo como sistema depurador de desechos, tiene que estar limpio de congestiones a fin de que las células del cuerpo se vean libres de estrés y funcionen sin cortapisas.

La limpieza orgánica no sólo libera a nuestras células de luchas internas, sino que además nos libera a todos los niveles. Es bueno recordarse uno mismo que todo lo que hacemos en un plano físico lo hacemos de manera automática en un plano emocional y mental. Por otra parte, al restablecer el equilibrio en nuestro cuerpo, espontáneamente lo restablecemos en nuestro entorno, en nuestro mundo. Si bien una enfermedad cardíaca es una experiencia dura para el paciente y también para sus seres queridos, es también una oportunidad para dar un paso gigantesco en el crecimiento personal.

Consejos útiles para acabar con las cardiopatías

Para eliminar la congestión del organismo y acabar con las cardiopatías y la hipertensión es necesario seguir los siguientes pasos:

- Eliminar los cálculos o piedras del hígado y la vesícula con una serie de limpiezas hepáticas combinadas con limpiezas de colon.
- Disolver la arenilla o los cálculos renales por medio de una limpieza renal.
- Beber diariamente un mínimo de seis a ocho vasos de agua.
- Evitar las bebidas heladas y beber con las comidas.
- Realizar la comida principal alrededor del mediodía, y la más ligera por la tarde, antes de las siete de la tarde.
- Ir a dormir antes de las diez de la noche.
- Hacer un mínimo de ejercicio físico de 10 a 15 minutos diarios.
- Reducir o eliminar las proteínas alimentarias: carnes rojas, pescado, cerdo, pollo, huevos, queso, leche, soja, refrescos energéticos.
- Evitar las sustancias estimulantes que actúan como diuréticos (té, café, tabaco, refrescos, bebidas alcohólicas...).
- No utilizar en las comidas sal de mesa comercial, pero sí la sal marina natural o la sal de roca.
- Eliminar del organismo las sustancias de desecho acumuladas en los tejidos, el sistema linfático y la sangre; para ello, tómese diariamente uno o dos sorbos de agua ionizada (hervida durante 15 minutos y conservada en un termo) cada media hora, a lo largo del día, durante varias semanas.
- Dedicar a diario un tiempo a la meditación y a la recreación.
- Eliminar del organismo los metales pesados, sustancias químicas, pesticidas, herbicidas, plásticos y toxinas

con «Natural Cellular Defense» (se puede conseguir en la página web: www.mywaiora.com/390340)

- Mantener sanas las membranas celulares y la salud del corazón y fortalecer el sistema inmune con Ambrotose complex y CardioBalance, de Mannatech. *Véase* la página web: www.mannapages.com/andreasmoritz
- Conservar en buen equilibrio la composición mineral del organismo; para ello hay que usar minerales iónicos líquidos como los de VIBE, *véase* la página web: www.enivamembers.com/enerchi

Acerca del autor

Andreas Moritz fue un gran médico naturópata, especializado en medicina ayurvédica, iridología, Shiatsu y medicina vibracional, además de ser escritor y artista. Nacido en Alemania, en su infancia tuvo que hacer frente a varias enfermedades graves, lo que le impulsó a estudiar, siendo todavía un adolescente, dietética, nutrición y diversos métodos de curación natural.

A la edad de 20 años, A. Moritz ya había concluido su formación en iridología (ciencia del diagnóstico a través del iris) y dietética. En 1981 empezó a estudiar medicina ayurvédica en la India, y en 1991 completó en Nueva Zelanda su formación como profesional de esta ciencia milenaria. Pero al no darse nunca por satisfecho con el mero tratamiento sintomático de las múltiples dolencias que aquejan a los seres humanos, dedicó su vida entera a comprender y tratar las causas profundas de la enfermedad. Gracias a ese enfoque holístico, Moritz consiguió grandes éxitos en el tratamiento de enfermedades terminales en las que habían fracasado los métodos tradicionales.

A partir de 1988 introdujo en sus tratamientos la terapia japonesa llamada Shiatsu, la cual le permitió comprender en profundidad el sistema energético de nuestro organismo. Paralelamente, se dedicó a la investigación activa de la conciencia y del importante papel que ésta tiene en el terreno de la medicina mente-cuerpo.

A lo largo de su carrera profesional, Moritz vivió y viajó por diversos lugares del mundo, mantuvo contacto con jefes de estado y políticos de muchos países de Europa, Asia y África, y pronunció numerosas conferencias sobre temas de salud, el binomio mente-cuerpo y la espiritualidad.

En sus populares seminarios sobre su gran obra, *Los secretos eternos de la salud* (Ediciones Obelisco), hablaba de la importancia de aprender a responsabilizarse de la propia salud y bienestar. Andreas organizó el foro libre *Ask Andreas Moritz* en la popular página web Curezone.com (que llegó a tener más de cinco millones de lectores, y a día de hoy sigue funcionando de la mano de su equipo).

Una vez instalado en Estados Unidos, en el año 2000, Moritz se dedicó a desarrollar un innovador tratamiento –el llamado Ener-Chi-Art–, que apunta a las raíces más profundas de muchas de las enfermedades crónicas. Se trata de un método de curación consistente en una serie de pinturas al óleo –creadas por él mismo– codificadas con rayos de luz y destinadas a restaurar el flujo de la energía vital *(Chi)* en todos los órganos y sistemas del cuerpo humano.

Moritz desarrolló, además, otro tratamiento denominado la Sagrada Santimonia, o un canto divino para cada ocasión. Es éste un tratamiento basado en un sistema de frecuencias sonoras generadas con diferentes propósitos, que permiten, en períodos muy breves de tiempo, transformar temores profundamente arraigados, alergias, traumas y bloqueos mentales y emocionales en oportunidades para el crecimiento y la inspiración.

En todas sus conferencias, seminarios, tratamientos y libros, A. Moritz ha tenido siempre como objetivo divulgar la importancia de descubrir y conocer la profundidad de nuestra consciencia y de nuestra alma, y de honrarla, a la vez que honramos y conocemos nuestro cuerpo. Éstas son las principales obras de su legado: *Los secretos eternos de la salud*, *El cáncer no es una enfermedad*, *Limpieza hepática y de la vesícula*, *Escucha el susurro, vive tu sueño* y *Acabar con el mito del sida*, todas ellas y algunas más publicadas en Ediciones Obelisco.

El autor, fallecido en otoño de 2012, dejó escritas diversas obras sin publicar con el deseo explícito de que vieran la luz.

Otros libros del autor

Limpieza hepática y de la vesícula

Una poderosa herramienta para optimizar su salud y bienestar

En esta obra, Andreas Moritz trata la causa más común, aunque menos reconocida de cualquier enfermedad: los cálculos biliares que congestionan el hígado. Veinte millones de estadounidenses sufren, cada año, cólicos hepáticos. En muchos casos, el tratamiento que reciben consiste en extirparles la vesícula, lo que supone un coste total de 5.000 millones de dólares al año. Pero ese tratamiento meramente sintomático no elimina la causa de la enfermedad y, en muchos casos, tan sólo allana el camino para problemas aún más graves. La mayoría de los adultos que viven en el mundo industrializado, y en especial aquellos que sufren alguna enfermedad crónica, como cardiopatías, artritis, esclerosis múltiple, cáncer o diabetes, tienen cientos, e incluso miles de cálculos biliares (principalmente terrones de masa biliar endurecida) que les obstruyen los conductos biliares.

Este libro contiene una lúcida explicación de la causa de que existan cálculos en el hígado y en la vesícula y de por qué esas piedras pueden ser las responsables de la mayoría de las enfermedades que más nos afectan en el mundo actual. Esta obra muestra al lector los conocimientos precisos para reconocer las piedras e instrucciones sencillas para expulsarlas cómodamente en casa, sin dolor alguno; asimismo se comenta cómo evitar la formación de nuevos cálculos.

El extraordinario éxito internacional de *Limpieza hepática y de la vesícula* es testimonio de la eficacia de la limpieza en sí, que ha llevado a miles de personas a conseguir mejorar de manera extraordinaria su salud y su bienestar y a otorgarse el precioso don de contar con un hígado fuerte, limpio y revitalizado.

Rasgar el velo de la dualidad

Una guía para vivir sin juzgarse y ver con claridad

En *Rasgar el velo de la dualidad*, Andreas Moritz expone de manera clara y conmovedora la ilusión de la dualidad –lo bueno y lo malo, lo correcto y lo erróneo, lo claro y lo oscuro– mientras ofrece un método para acabar con todas las limitaciones que nos hemos impuesto a lo largo de una vida ceñida a una conciencia dual.

Gracias a este libro, se abre una nueva perspectiva para la humanidad: la perspectiva de la claridad, el discernimiento y la ausencia de cualquier condena. A partir de una comprensión integral, descubriremos que la ignorancia, el sufrimiento, la injusticia y la violencia cobran un objetivo y un significado más profundos.

Desde esta visión global, el autor nos muestra cómo desarrollar la capacidad de materializar los propios deseos, y nos invita a explorar el misterio del tiempo, la verdad y la ilusión de la reencarnación, las ciencias antiguas, el poder engañoso de las falsas creencias y el motivo del fracaso tan frecuente en las relaciones de pareja. Y va aún más allá, al explicar cómo identificar a los ángeles que viven entre nosotros, cómo descubrir nuestros cuerpos etéreos y desarrollar nuestra capacidad innata de autocuración.

Los secretos eternos de la salud

Medicina de vanguardia para el siglo XXI

Este libro responde algunas de las más urgentes preguntas de nuestra era:

- ¿De dónde surgen las enfermedades?
- ¿Quién se cura y quién no?
- ¿Estamos destinados a enfermar?
- ¿Cuáles son las principales causas de las enfermedades y cómo podemos eliminarlas?

Los secretos eternos de la salud analiza las principales áreas de cuidados de la salud y revela que la mayoría de los tratamientos médicos, incluidos la cirugía, las transfusiones de sangre, los fármacos... pueden evitarse cuando ciertas funciones del cuerpo se restablecen a través de los métodos naturales expuestos en el libro. El lector también descubrirá los posibles riesgos de los diagnósticos y tratamientos médicos, y las razones por las cuales los suplementos dietéticos, las comidas «sanas», los productos *light*, los cereales integrales del desayuno, las comidas y programas dietéticos pueden haber contribuido a la actual crisis de la salud en lugar de ayudar a su solución.

Este libro incluye un completo programa de salud, que se basa primordialmente en el antiguo sistema médico del Ayurveda.

El cáncer no es una enfermedad

Descubra qué función tiene el cáncer, cómo resolver aquello que lo ha causado y cómo llegar a sentirse más sano que nunca

En *El cáncer no es una enfermedad*, Andreas Moritz expone que el cáncer es el síntoma físico que nuestro cuerpo manifiesta en un último intento de luchar contra una congestión extrema de células y toxinas. El autor afirma que la eliminación de las causas subyacentes que fuerzan al cuerpo a producir células cancerosas es lo que establece los preliminares de una curación total en el plano corporal, mental y emocional.

Este libro anima al lector a enfrentarse a una concepción totalmente nueva del cáncer, ante la cual la que prevalece actualmente se queda anticuada. Generalmente, los tratamientos convencionales, en los cuales se eliminan, extraen o queman las células cancerosas, sólo ofrecen en la mayoría de los casos un índice de remisión de la enfermedad de un 70 %, y la mayoría de los supervivientes se «curan» durante unos cinco años o menos, como mucho.

El Dr. Hardin Jones, destacado oncólogo y catedrático de la Universidad de California, en Berkeley, afirmaba: «Los pacientes de cáncer están igual de bien o mejor cuando no reciben ningún tratamiento». Las cifras publicadas de los pacientes que sobreviven a un cáncer sin tratamiento alguno son las mismas o mejores que las de aquellos que lo siguen. Hay más personas que mueren a causa de los tratamientos contra el cáncer que personas que se salvan gracias a ellos.

El cáncer no es una enfermedad muestra por qué los tratamientos convencionales contra el cáncer son a menudo fatales, qué es lo que realmente genera el cáncer y cómo es posible acabar con los obstáculos que impiden que el cuerpo se cure por sí mismo. El cáncer no es un atentado contra la vida; al contrario, esta «terrible enfermedad» es el intento final y desesperado del cuerpo por salvarnos. A menos que cambiemos nuestra concepción de lo que es realmente el cáncer, éste seguirá amenazando la vida de prácticamente una de cada dos personas. Este libro constituye una esperanza para quienes desean convertir el victimismo en fuerza y dominio, y la enfermedad en salud.

Diabetes ¡Nunca más!

Descubrir las verdaderas causas de la enfermedad y curarse

Según Andreas Moritz, la diabetes, en la mayoría de los casos, no es una enfermedad, sino un mecanismo complejo de protección o de supervivencia del cuerpo humano para evitar las posibles consecuencias fatales de una dieta y un estilo de vida poco saludables. A pesar de los incesantes esfuerzos del organismo (a los cuales llamamos enfermedades) por protegerse, millones de personas sufren o mueren innecesariamente. En la diabetes, el desequilibrio del nivel de azúcar en sangre no es una enfermedad en sí, sino un síntoma. Cuando el organismo desarrolla una diabetes no es que esté equivocándose o intentando acabar consigo mismo. La actual epidemia de diabetes la ha provocado el hombre y, por consiguiente, puede detenerse con unos cambios sencillos, pero efectivos, en la dieta y el estilo de vida.

Este libro aporta datos esenciales sobre las diferentes causas que originan la diabetes y la manera de evitarlas. Para detener la epidemia de diabetes necesitamos crear las circunstancias correctas que permitan que el cuerpo sane por sí mismo. Del mismo modo que existe un mecanismo que desencadena la diabetes, existe otro para acabar con ella. ¡Descúbrelo!

Es hora de vivir

Empieza a ejercer hoy el asombroso poder sanador de tu cuerpo, tu mente y tu espíritu

En este libro, el autor analiza la profunda necesidad interior del hombre de sabiduría espiritual y nos ayuda a desarrollar una nueva sensación de vivir, basada en el amor, el poder y la compasión. Describe en detalle nuestra relación con el mundo natural y analiza cómo podemos emplear sus asombrosos poderes en nuestro beneficio y de la humanidad.

Es hora de vivir cuestiona algunas de nuestras creencias más arraigadas y ofrece una forma de liberarnos de las restricciones emocionales y las limitaciones físicas que hemos creado en nuestras vidas. Examina los factores que modelan nuestro destino, revela secretos sobre el envejecimiento que nos permitirán triunfar y explica cómo usar el poder de la intención, abrir el corazón y prosperar material y espiritualmente.

Escucha el susurro, vive tu sueño

Descubre el manantial de la inspiración verdadera

Escuchar los susurros de tu corazón te hará libre. A través de estas páginas captarás, asimilarás y explorarás la belleza y la dicha de tu centro de amor e intuición. Eres como un delfín que surca un mar de alegría. Ábrete a la maravillosa plenitud de tu individualidad, sin reservas y sin emitir juicios. Los juicios representan un obstáculo, son rocas que se interponen en el camino que te conduce hacia el confín superior de tu destino. Aparta, por fin, esas rocas y siente cómo la alegría de tu verdad interior crece rápidamente. Te deseamos que estos aforismos de amor, alegría y sabiduría te inspiren para llegar a ser la maravillosa criatura que, por nacimiento, estás destinado a ser.

Las vacunas

Sus peligros y consecuencias

En este libro, Andreas Moritz nos acompaña en un polémico recorrido por la relación de causa y efecto que existe entre la vacunación y diversos problemas de salud, proporcionándonos de paso información confidencial sobre algo que las compañías farmacéuticas no quieren que sepamos: que las vacunas hacen más mal que bien.

¿Sabías que los niños vacunados presentan un aumento significativo de la incidencia de asma, del trastorno por déficit de atención con hiperactividad, de trastornos neurológicos y de autismo? Y no sólo eso: está demostrado que las personas que se vacunan contra una enfermedad tienen más probabilidades de contraer esa misma enfermedad que las que no se vacunan.

El autor se vale de los resultados de múltiples investigaciones y de datos científicos rigurosos para demostrarnos que las vacunas pueden destruir el sistema inmunológico y hacernos más propensos a sufrir alergias. Cada vacuna que nos inyectan tiene, además, la capacidad de acabar con la inmunidad frente a otras enfermedades potencialmente letales.

Este libro es nuestra segunda oportunidad de cara al futuro. Andreas Moritz nos insta a que nos responsabilicemos de nuestro cuerpo en todo momento y a no permitir que otra persona inyecte sustancias potencialmente nocivas en él. Esta obra te proporciona la información necesaria para poder tomar una decisión informada y coherente ante cualquier vacunación.

Acabar con el mito del sida

Ha llegado el momento de curar sus causas reales

A pesar de la creencia común, no hay hasta la fecha evidencias científicas de que el sida sea una enfermedad contagiosa. La situación actual de la teoría VIH/sida no contiene información fiable que pueda ayudar a identificar a aquellas personas que presentan el riesgo de desarrollar el sida. Por otro lado, las investigaciones publicadas hasta el momento demuestran en realidad que el VIH sólo muy rara vez se contagia por vía heterosexual y, por tanto, no puede ser el único responsable de una epidemia que afecta a millones de personas en todo el mundo.

En la actualidad, hay una creciente evidencia de que el sida puede tener su origen en un síndrome de toxicidad o un trastorno metabólico producido por factores que contribuyen a la disminución de los niveles de inmunidad, incluido el consumo de heroína, de drogas para la estimulación sexual, de antibióticos, de medicamentos comúnmente empleados en el tratamiento del sida, así como la práctica de relaciones sexuales anales, el hambre, la malnutrición y la deshidratación. Decenas de científicos prominentes que trabajan en la vanguardia de la investigación sobre el sida están cuestionando abiertamente la hipótesis del virus del sida. ¡Descubre por qué!

Acabar con el mito del sida también nos revela qué es lo que en realidad causa el debilitamiento del sistema inmunológico y qué hay que hacer para evitarlo.

Técnicas curativas, productos y servicios del autor

La Sagrada Santimonia: cantos espirituales para cada ocasión

La Sagrada Santimonia es un sistema de curación único que utiliza sonidos de palabras concretas para reparar los profundos desequilibrios emocionales y espirituales. Las poderosas palabras que se pronuncian en la Sagrada Santimonia se realizan a partir del uso integral y cerebral de las letras de la lengua antigua, una lengua compuesta por los sonidos básicos que subyacen en toda manifestación física y la suscitan. Las letras de la lengua antigua vibran en un nivel mucho más alto que nuestras lenguas modernas, y cuando se combinan para formar palabras completas, generan sentimientos de paz y armonía (Santimonia) para calmar las tormentas de malestar, violencia y confusión, tanto internas como externas.

En abril de 2002 empecé de forma espontánea a cantar los sonidos que supuestamente mejoran ciertos estados patológicos. Estos sonidos se parecían a los cantos de los indios nativos de Norteamérica, de los monjes tibetanos, de los pundits védicos (sánscrito) y de lenguas de otras galaxias (desconocidas en el planeta Tierra). En dos semanas logré pronunciar sonidos que instantáneamente eliminaban bloqueos emocionales y la resistencia o la aversión a ciertas situaciones y personas, alimentos, productos químicos, formas de pensar, creencias, etcétera. He aquí unos pocos ejemplos de la ayuda que puede prestar la Sagrada Santimonia:

- Reducir o superar temores relacionados con la muerte, la enfermedad, el cuerpo, los alimentos, los productos químicos nocivos, los progenitores y otras personas, la escasez, la pobreza, las fobias, los peligros ambientales, el futuro y el pasado, la coyuntura económica inestable, la inestabilidad política, etcétera.
- Curar o mitigar una herida reciente o actual, la sensación de decepción o de furia a causa de traumas emocionales del pasado o de experiencias negativas de la vida.
- Limpiar los registros akáshicos (registro en la conciencia de todas las experiencias que el alma ha recopilado en todas las corrientes de la vida) de elementos temibles persistentes, incluidas la idea y la noción de que estamos separados y no formamos un todo con el Espíritu, Dios o nuestro Yo Supremo.
- Sentar las bases para poder resolver los asuntos kármicos, no a través del dolor y el sufrimiento, sino de la creatividad y el gozo.
- Mitigar o eliminar alergias e intolerancias a alimentos, sustancias químicas, pesticidas, herbicidas, contami-

nantes atmosféricos, radiaciones, medicamentos, subproductos farmacéuticos, etcétera.

- Equilibrar las causas psicoemocionales profundas de toda enfermedad crónica, incluidos el cáncer, las cardiopatías, la esclerosis múltiple, la diabetes, la artritis, los trastornos cerebrales, la depresión, etcétera.
- Resolver otras dificultades o impedimentos en la vida y ayudar a «convertirlos» en las útiles bendiciones que realmente son.

Ener-Chi Art

Andreas Moritz ha desarrollado un nuevo sistema de sanación y rejuvenecimiento ideado para restablecer el fluido equilibrado del *Chi* (energía vital) a través de los órganos y sistemas corporales en cuestión de segundos. Simultáneamente, este método ayuda a equilibrar las causas emocionales de la enfermedad.

Existen métodos de curación orientales, como la acupuntura y el Shiatsu, enfocados a mejorar el bienestar por medio de la estimulación y el equilibrio del fluido del *Chi* a su paso por los diferentes órganos y sistemas del organismo. De manera similar, Ener-Chi Art está ideado para estimular y equilibrar el flujo del *Chi* por todo el cuerpo.

Según los más antiguos tratamientos de salud y sanación, el flujo equilibrado del *Chi* es la clave determinante para mantener sanos el cuerpo y la mente. Cuando el *Chi* fluye libremente por el cuerpo, la vitalidad y la salud prevalecen; sin embargo, si el flujo del *Chi* se interrumpe o reduce, la salud y la vitalidad empiezan a disminuir.

Una persona puede determinar si el flujo del Chi en su cuerpo está equilibrado en órganos y sistemas utilizando un sencillo test muscular. A fin de desvelar la efectividad del sistema Ener-Chi Art es importante realizar este test antes y después de contemplar cada una de las pinturas de Ener-Chi Art.

Andreas Moritz quiso facilitar la aplicación de este sistema creando una serie de pinturas sanadoras que previamente han sido «activadas» por medio de un procedimiento singular que imbuye cada obra de arte de unos rayos de color específicos (procedentes de dimensiones más elevadas). Para recibir el máximo beneficio de una pintura de Ener-Chi Art, lo único que hay que hacer es contemplarla durante unos segundos. En ese tiempo, se restablece totalmente el flujo del *Chi* en cada órgano y sistema corporal, y una vez se ha aplicado el método Ener-Chi Art en todos los órganos y sistemas, éste establece las condiciones previas para que el cuerpo se cure y rejuvenezca por sí solo.

Piedras ionizadas Ener-Chi

Las piedras ionizadas Ener-Chi son piedras y cristales energizados, activados e imbuidos de fuerza vital a través de un proceso especial llevado a cabo por Andreas Moritz.

La activación de las piedras no se había intentado nunca antes, pues pocas veces se han considerado útiles en el ámbito de la curación. Sin embargo, las piedras tienen el poder inherente de conservar y liberar grandes cantidades de información y energía. Una vez ionizadas, energizadas o activadas, ayudan a restablecer el equilibrio en casi todo lo que tocan. La activación de las piedras puede ser una clave importante para sobrevivir en un mundo que está sufriendo una contaminación muy importante y la destrucción de su equilibrio ecológico.

En las primeras etapas evolutivas de la Tierra, cada partícula de materia del manto planetario contenía el proyecto de todo el globo, del mismo modo que cada célula de nuestro cuerpo contiene, en la estructura del ADN, el proyecto de todo nuestro cuerpo. La información sobre el proyecto sigue encerrada en cada partícula de materia, sólo que se halla en estado de letargo. El proceso de ionización «revive» esta información original y permite liberar las energías asociadas. En este sentido, las piedras ionizadas Ener-Chi están vivas y conscientes, y pueden llenar de energía y equilibrar cualquier sustancia natural con la que entren en contacto.

Si se coloca una piedra ionizada junto al alimento que se va a tomar durante medio minuto más o menos, éste se ioniza y equilibra y, por tanto, mejoran la digestibilidad y la absorción de los nutrientes que el alimento contiene. Las piedras ionizadas pueden utilizarse de manera efectiva junto al Ener-Chi Art, colocando una piedra ionizada en la zona correspondiente a la vez que se contempla una pintura Ener-Chi Art.

Usos potenciales de las piedras ionizadas:

Beber agua ionizada

Si se coloca una piedra ionizada junto a un vaso de agua durante medio minuto, el agua se ioniza. El agua ionizada es un potente limpiador que contribuye a digerir los alimentos, refuerza el metabolismo y aporta energía a todo el organismo.

Tomar alimentos ionizados

Si se coloca durante medio minuto una piedra ionizada junto a los alimentos que vamos a tomar, éstos se ionizan y se equilibran. Incluso los alimentos de cultivo biológico están algo contaminados debido a las partículas contaminantes de la atmósfera y de la tierra. Esos mismos alimentos están afectados por la falta de ozono y por la exposición a las radiaciones electromagnéticas del medio ambiente. Esos efectos negativos suelen neutralizarse mediante el uso específico de las piedras ionizadas.

Baño de pies ionizado

Al colocar piedras ionizadas (preferentemente cantos rodados con la superficie redondeada) bajo las plantas de los pies mientras éstos se sumergen en agua, el cuerpo empieza a descomponer toxinas y materias residuales en sustancias orgánicas inofensivas.

Mejorar las terapias curativas

Las piedras ionizadas son ideales para mejorar el resultado de una terapia curativa. La Stone Therapy, por ejemplo, es una nueva terapia popular que se ofrece en algunos balnearios innovadores. Consiste en colocar piedras calientes en los puntos energéticos clave del cuerpo. Si estas piedras se ionizan antes de situarlas sobre el cuerpo, los efectos curativos son todavía más notables. De hecho, la aplicación de piedras ionizadas en un punto débil o doloroso del cuerpo, incluido el *chakra* correspondiente, tiene efectos saludables. Si se utilizan cristales en la terapia, previamente ionizados, se incrementa de manera notable sus efectos positivos.

Equilibrio del aura y de los chakras

Si se coloca una piedra o un cristal ionizados en la zona media de la columna vertebral durante medio minuto, se equilibran todos los *chakras* o centros energéticos, estado que se mantiene durante varias semanas o incluso meses. Dado que los desequilibrios energéticos en los *chakras* y el campo áurico son una de las principales causas de los problemas de salud, restablecer el equilibrio es una forma muy efectiva de mejorar la salud y el bienestar.

Colocar una piedra ionizada junto a la cañería
principal de la casa

Si se coloca una piedra ionizada sobre la cañería principal de la casa se ionizará el agua del grifo, con lo que ésta será más fácil de absorber y contendrá más energía.

En el interior o cerca de la caja de los fusibles de la casa

Si colocamos una piedra ionizada grande dentro de la caja de fusibles, o bien encima o debajo, anularemos los efectos perjudiciales de la radiación electromagnética. Esto se puede comprobar mediante la prueba muscular frente a un televisor o un ordenador, ya sea antes o después de colocar la piedra en la caja de fusibles. Si en la casa no hay una caja de fusibles accesible, la piedra se puede colocar junto al cable de alimentación de los electrodomésticos o cerca de la base de los enchufes.

Piedras ionizadas en combinación con Ener-Chi Art

Las piedras ionizadas pueden utilizarse para mejorar los efectos de las imágenes de Ener-Chi Art. Basta colocar una piedra ionizada sobre la zona correspondiente del cuerpo mientras se contempla una imagen de Ener-Chi Art. Si, por ejemplo, se está contemplando una imagen asociada al corazón, la piedra ionizada se debe colocar sobre esta zona. La naturaleza de las energías implicadas en los cuadros y en las piedras es similar. Por tanto, si las piedras se usan en combinación con las imágenes, se crea una resonancia que aumenta en gran medida el efecto global.

Mejorar el entorno

A fin de crear un entorno más energético y equilibrado, basta colocar durante medio minuto una piedra ionizada cerca de los objetos que nos rodean. Las piedras ionizadas afectan a todos los materiales naturales, como objetos de madera, muebles de madera o metal, muros de piedra y chimeneas de ladrillo o de piedra. Los lugares de trabajo, en especial junto a los ordenadores, son sitios muy adecuados para colocar estratégicamente una o más piedras ionizadas. Lo mismo puede aplicarse a los dormitorios, colocando las piedras bajo la cama o bien bajo la almohada.

Potenciar el crecimiento de las plantas

Si se colocan piedras ionizadas junto a un tiesto o un florero, aumentará la salud y la belleza de las plantas, ya que las piedras ionizan el agua que reciben las plantas, con independencia de que sean de interior o de exterior. Lo mismo sucede con las plantas de consumo y los huertos ecológicos.

Nota: es posible preparar tantas piedras ionizadas como se desee simplemente manteniendo durante 40 o 50 segundos la «piedra base» unida a otra piedra o cristal. Las piedras nuevas tendrán los mismos efectos que la piedra original.

Para obtener información sobre sus productos puede dirigirse a:

Ener-Chi Wellness Center
Página web: http://www.ener-chi.com
E-mail: andmor@ener-chi.com
Llamada gratuita: (1-866)258-4006 (EE.UU.)
(709) 570-7401 (Canadá)

Para más información sobre productos
de Andreas Mortiz en Europa,
consulta la siguiente web:
www.andreas-moritz.eu

Índice

Si lo desea puede enviarnos algún comentario sobre

SE ACABARON LOS INFARTOS

Esperamos que haya disfrutado con la lectura y que este libro ocupe un lugar especial en su biblioteca particular. Dado que nuestro principal objetivo es complacer a nuestros lectores, nos sería de gran utilidad recibir sus comentarios, enviando esta hoja por correo, fax o correo electrónico a:

EDICIONES OBELISCO
Pere IV, 78, 3° 5ª
08005 Barcelona (ESPAÑA)
Fax: (34) 93 309 85 23
e-mail: comercial@edicionesobelisco.com

✎ Comentarios o sugerencias:

_____

_____

_____

✎ ¿Qué le ha llamado más la atención de este libro?

_____

_____

_____

✎ ¿Desea recibir un catálogo de nuestros libros? (Válido sólo para España.)
❏ SÍ   ❏ NO

✎ ¿Desea recibir nuestra agenda electrónica de actividades?
❏ SÍ   ❏ NO

Si desea recibir **NUESTRA AGENDA ELECTRÓNICA** de actividades con conferencias, talleres y eventos, además del boletín con las nuevas publicaciones, puede darse de alta automáticamente en nuestra web **www.edicionesobelisco.com** y facilitarnos sus datos en el apartado Newsletters.

Nombre y apellidos:
Dirección:
Ciudad: Código Postal:
Provincia/estado: País:
Teléfono: E-mail:

¡Gracias por su tiempo y su colaboración!